脳と身体の動的デザイン

運動・知覚の非線形力学と発達

多賀厳太郎 著

金子書房

序

現在、「心（マインド）の科学」といわれている領域がはっきりと姿をなしたのは十九世紀後半のことである。しばらくして人々はその新しい領域を心理学と呼び始めた。この新しい学問は、医学や生理学、生物学、物理学、文学などと連続した領域であり、二十世紀哲学の母体でもあった。心理学というのは多種の思考の混淆体であり、そこには未知の可能性があった。残念ながらこのオリジナルの柔軟さはやがて失われた。物質科学の厳密さへのあこがれに縛られ、対象を自在に見詰める眼差しは曇った。リアリティを研究者の都合で分裂させ、その一つ一つのかけらのなかで事象を因果的に説明しつくす方法論が急速に浸透した。その流儀の後継者たちが長らくこの領域で優位にたった。狭い境界を設定し、その内だけでソフィスティケーションを計ろうとする専門化が二十世紀心理学の歴史そのものになった。

心理学に後続して登場した領域の試みも、心理学と同様な困難に出会った。たとえば今からちょうど四十五年前には、人間の知能を計算過程としてモデル化・解明し、知的人工物をもつくり上げようという夢に向けて、北米全土から集まったさまざまな分野の一握りの研究者が熱い議論を戦わせ、人工知能研究の基礎をつくった。その後二十年ほどのあいだに、革新的アイディアや成果は出尽くしたとさえいわれる。人工知能の領域もやがて細分化され完成度を増すとともに閉塞に至った。

二十一世紀になった。いま種々の領域がまったく独自に心の研究をはじめている。はじまりの心の科学の活気が戻ってきている。既成の心理学は解体しつつある。人工知能の領域でも十五年ほど前からパラダイム転換への助走が始まり、加速を続けている。ここ数十年、心の科学の困難が自覚されたことは無駄ではなかった。現在、心を研究しようとしている若い研究者にはすでにまったく新しいパースペクティブがひらけはじめている。

心の科学は、自由に構想されなくてはならない。科学の初心に戻って、現象をあるがままに見つめる努力が必要である。分野を越えた概念と方法論の融合を活発化するべきだ。心という対象を共有しつつ、それの語り方においては領域を越えて「多言語」的であることが、普通になりつつある。新しい心の科学が芽を出しつつある。脳、身体、環境、相互作用、ダイナミクス、エコロジー、アフォーダンス、統合と分化、複雑系、創発と目的、自己創出といったキーワードが出そろい、何か大きな変化が起こりそうな前兆がある。

シリーズ「身体とシステム」の各巻は、まだ少数派の、若手を中心とした学際的研究者たちによって書かれる。この環境で「身体」を獲得した、進化するシステムとして心をとらえ直そうという動向に、少しでも姿を与えることを動機に、このシリーズは編集される。心の研究がどう変わりつつあるのか？　脱領域を目指す本シリーズは、終わった学問ではなく、これから生まれようとしている学問の息吹をわかりやすく伝えようとしている。

シリーズ「身体とシステム」編者
佐々木正人
國吉　康夫

❖目次❖**脳と身体の動的デザイン**——運動・知覚の非線形力学と発達

Ⅰ章　運動と自己組織　1

Ⅲ章　身体の自由度問題と脳のバインディング問題　91

Ⅰ章

運動と自己組織

運動こそ、われわれが生きている状態を明白に示す現象の一つである。非線形動力学、制御理論、脳神経生理学という三つの領域を概説し、自己組織的運動生成論の構築への道標をつけよう。

1　生きている状態としての運動

生きている状態とは

　二十世紀の生命科学におけるもっとも重要なできごとは、間違いなくＤＮＡの発見と分子生物学の発展であろう。われわれヒトもつまるところ分子からできているという事実は、絶対的な理性によって築かれつつあった近代の人間観に大きな亀裂を生じさせた。そして、生命とは何かという問いかけに突き動かされてきた科学の探究は、それが進展すればするほど、人間という存在を理性的な存在という特権的な地位から単なる物へと引きずりおろそうという逆説的な結果を生じているのである。ところで、脳は生命が分子機械だという事実に抗する最後の砦かもしれないという考え方がある。われわれの精神が、脳と深い関わりをもつことは疑いようがない。そして、精神を物質から解放したいという欲求は、人間が自己の存在を証明したいということに他ならない。ところが、現在の脳科学も、現象に深く踏み込めば踏み込むほどそれを担っている物の個別性を無視できないというジレンマに直面してしまう。

しかし、生物を要素に分解してそれらが何であるかを明らかにするだけでなく、膨大な要素からなるシステムに立ち現れる「生きている状態」とは何かという問題設定は、生命に固有な性質の存在証明へ向かう希望を与えてくれるように思える。生物が生きている状態をもっとも明白に表す現象の一つは運動である。運動はわれわれの体の物理的な状態の変化として観測することができる。しかし、その背後には、脳が具体的にどのように運動の生成に寄与しているのかという制御の問題、刻々と変化する環境の知覚や認知の問題がある。そして、運動の目的や意図といった主体性の問題をも避けて通ることができないのである。さらに、運動がどうやって獲得されるのかという起源をめぐって、発達や進化の問題にも結びつく。脳や身体を膨大な要素からなるシステムとして考えたときに、そこではどのような動作原理がはたらいているのか、そのようなシステム自体にどのような設計原理があるのか、という問題に立ち向かうということが、本書の主題である。

運動の秩序と無秩序

われわれの体は多くの細胞からできている。そして、細胞は、ものすごい数の分子から構成されている。このように膨大な数の分子からなる「生きている」システムが、どうして無秩序に陥らずに統合された全体として維持されるのだろうか。たとえば、われわれが運動するとき、膨大な数の神経細胞や筋肉細胞がどのようにして秩序ある動きを作り出すのだろうか。

物理学は、個別の物を超えて物の状態に関する普遍的な法則性を見いだそうとしてきた。歴史的には天体などの非生物の運動の法則がニュートン（I. Newton）によって体系づけられ、力学として物理学の基礎をなした。そうした物理法則が生物のすべてを説明しうるかどうかということが当然問題になる。量子力学のパイオニアの一人であるシュレーディンガー（Schrödinger, 1944）は生命に秩序が生み出される原理として二つの可能性を議論した。

その一つは、「無秩序から秩序」を生み出す「統計的な仕掛け」である。たとえば、二つのコップに入っている熱いお湯と冷たい水を、それぞれ微視的に見ると、水の分子が無秩序に動き回っているはずである。ところが、それらを混ぜるとぬるま湯になるという秩序だった変化が巨視的には見られる。このような巨視的な秩序は微視的な無秩序に起因するということを示してきたのが統計力学である。温度などの巨視的な量が変化する方向性は決まっており、最終的に到達する状態は平衡状態として安定である。このような巨視的な系の変化の不可逆な方向性を決定づけるのがエントロピーという量である。個々の分子は無秩序に運動しているが、ボルツマン（L. Boltzmann）はそれぞれの分子がとりうる微視的な状態数によってエントロピーを定義した。そして、エントロピーが大きい状態ほど実際に実現される可能性が高いということで、どのような平衡状態になるかが説明されるのである。つまり、熱いお湯と冷たい水を混ぜるともっと熱いお湯になることは可能性としてはあり得ても、その確率があまりに小さいために、宇宙の年齢ほど時間が経っても実現しないのである。シュレーディンガーは、このような「統計的な仕掛け」では生命の秩序を説明できないと考えた。というのは、このような原理は、外部とエネルギーや物質のやりとりがない「孤立系」だけにあてはまるもので、生物は明らかに「開放系」だからである。

シュレーディンガーは第二の可能性として「秩序から秩序」を生み出す「時計仕掛け」という可能性を挙げ、こちらのほうが実際に生物で起きていることではないかと述べた。つまり、多様な分子を部品として、それらが組み合わさって巨大な分子機械を構成しているという考えである。このことは、まさにＤＮＡのような分子によって生命が決定づけられているという主張に他ならず、後に分子生物学の誕生の原動力の一つになった。

非線形力学系における自己組織

二十世紀の後半から現在に至るまで、分子生物学の隆盛と並行して、システムの秩序が自己組織的に生成される現象についての研究がなされてきた。そこでは、シュレーディンガーも指摘していた非平衡状態、すなわち、システムにエネルギーや物質の流れのあることが本質的であることがわかっている。特に、流体系、化学反応系、レーザーなどの非生物系において、非平衡状態でミクロな分子どうしの協力性からマクロな秩序が生成される機構が明らかにされた。われわれが日常的に目にする川の流れや雲の動きなどの自然界の変化も、非平衡状態での自己組織的な秩序生成として説明できるのである。こうした現象を理論的に取り扱う場合、システムは非線形力学系として記述される。非線形性は要素自体や要素間の相互作用に由来する。非線形であるということの重大な意味は、システムの要素を足し合わせてもシステム全体の性質が決まらないということにある。このことは、システムを要素に分解して理解するという分子生物学のような科学のスタンダードな方法の限界を示唆している。さらに、非線形力学系における「カオス」の研究は、システムが自己組織的に作り出す秩序と無秩序との間に、これまでわれわれが認識していなかった種類の「複雑さ」があることをあらわにした。

このようなシステム論の研究の歴史的な流れの中で、生物を理解するのに非線形性や自己組織性が重要であるという主張は極めて自然であろう。すでに、生体リズムや、神経細胞活動などの現象の本質は、非線形力学によって見事に説明されている。しかし、生物をもっと広く深く理解するには、まだ多くのハードルが残されているように思われる。たとえば、生物を細胞という要素に分解したとき、細胞のもつ多様性に直面するが、その多様性がどのようにして生じ、どのようにして維持されるのか。多様な要素が非線形相互作用するとき、システム全体としての統合はどのような原理で保証されるのか。生物は非生物と異なるレベルの合目的性や機能を有しているように見えるが、その差異はどこから来るのだろうか。機能的なシステムとしての自分が自分をデザインする原理をわれわれは理解できるのだろうか。本書では、こうした困難な問題への手がかりをつかむためには最も基本的な問題であると考えられるわれわれの運動や知覚の機構を扱う。

脳と身体のあいだをさまよう主体性

われわれが生きていることに伴ってあらわれる問題の一つは、主体性にまつわる事柄である。われわれは身体運動を決定しているのは脳であると素朴には信じている。つまり、ある意志をもつと、脳で筋肉を動かす指令が生じ、それによって身体が動くと考える。しかし、主体的な意図と脳と身体の関係はそれほど単純ではない。次の二つの極端な事例はそのことを如実に物語っている。

マイアミ大学のリハビリテーショングループは、次のような興味深い症例を報告した（Calancie et al., 1994）。Aさんは、二〇歳のときアメリカンフットボールの試合中に脊髄を損傷して以来、ずっと車椅子の生活を送っていたが、数年前から毎年夏にマイアミを訪れて歩行訓練を行っていた。三七歳になったAさんは、ある晩仰向けになって寝ていると突然両方の足がまるで歩いているかのような動きをすることに気がついた。彼はこの動きを意志の力で止めることができなかった。ところが体を起こしてみるとこうした動きはぴたっとやんでしまった。ところが、ふたたび仰向けになって足を伸ばすと同じような動きが現れた。この例は、自分の一部であるはずの身体が、意図とは無関係に秩序立った運動をするという奇妙な例である。なぜこのようなことが起こるのかは後で詳しく説明するが、意図と身体運動には素朴な一意性が存在しないことを示している。

もう一つの極端な例は、幻肢という現象である（Ramachandran & Blakeslee, 1998）。不幸にして手足を失ってしまった人が、失った部分をありありと感じることがある。電話が鳴ると、ないはずの手で受話器を取ろうとしたり、朝目覚めて、ないはずの足でベッドから立ち上がろうとしたりしてしまう。そして困ったことには、幻の手足に激しい痛みを感じることがあるというのだ。幻肢という症状で重要なことは、それが単なる思い込みや妄想のようなものでなく、健常者と同じような感覚で手足は存在していると感じられることである。この現象は、物理的には存在しない身体が、脳には深く刻印され、主観的にはリアリティをもって存在することも可能だということを示している。

このように、主観的な意図とは無関係に物理的な身体運動が起こりうる一方で、物理的に存在しない身体の主観的な運動の知覚が脳で生じうるのだ。このことは、脳と身体の相互作用によって作られる運動において、主体と客体との境界がきわめて曖昧であることを示している。

このような身体の二義性について、シュレーディンガーは次のように簡潔に述べている。「①私のからだは自然法則に従って、一つの純粋な機械仕掛として働きを営んでいる。②

にもかかわらず、私は私がその運動の支配者であり、その運動の結果を予見し、その結果が生命にかかわる重大なものである場合には、その全責任を感ずると同時に実際全責任を負っている、ということを疑う余地のない直接の経験によって知っている。」

はたして、われわれにこの二義性を解消する手立てがあるのだろうか。現代はあらゆる意味で、主体と客体、生命と物質、ミクロとマクロ、複雑さと単純さのような二項対立が破れている時代といえる。運動や知覚の研究はそうした対立のなかから新しい概念を探究するための手段でもあるのである。

運動の起源としての発達現象

生命は歴史的な存在である。現在のわれわれの脳と身体と環境とが織りなす出来事は、生命の歴史のあらゆる履歴と無縁ではない。しかし、だからといって、現在のわれわれを理解するのに、生命の起源にまで無限後退しなければならないということはない。たとえば、ヒトの発達過程では、ヒトというシステムが構築されていくさまを目の当たりにすることができる。しかし、その背後にあるシステムの設計原理をわれわれはまだ十分に摑んではいない。

これまでのヒトの発達についての考え方は、伝統的に二つの極端な立場があった。一つは、新生児は成人の機能の基本的な部分をすでにもっていて、発達における変化は質的な変化ではなく量的な変化であるという立場の「生得主義」である。もう一方は、新生児はきわめて未熟な状態であり、発達過程で系が段階的に質的な変化を起こす必要があるという「構成主義」である。しかし、ここでも二項対立はもはや成立しない状況を迎えつつある。近年の発達心理学研究は、新生児のもっている能力がきわめて高いものであることを明らかにしてきた。その一方で、新生児や乳児が質的に異なるレベルの行動をつぎつぎと発達させてゆくことも事実である。したがって、新生児の脳や身体がもつ生得的な複雑さと、発達過程での動的な状態変化とに着目することで、生得主義と構成主義との対立を解消する新しい枠組みを構築できると期待される。本書の後半ではこの問題を中心に述べる。

2　自己組織現象としての運動

サイバネティクスと自己組織化

ヒトや動物の運動を制御という観点からシステム論的に考察したのは、ウイナー（N. Wiener）が最初である。彼は通信や制御の工学的な問題と生体機構の問題が統一的な理論のもとで議論できると考え、『サイバネティクス』（一九六一）という本を著した。彼がその本で示した「フィードバック制御」などの理論は、後に運動制御やロボット工学の分野に大きな影響を及ぼした。

しかし、その同じ本で、ウイナーは制御とはまったく別の側面である自己組織現象について詳しく論じている。彼はヒトの脳波のデータに関してスペクトル解析を行い、α《アルファ》波と呼ばれる周期的な活動成分を見いだした。そして、この現象がニューロンの非線形相互作用による自己組織現象として説明できるかもしれないと指摘した。それを説明するために、東南アジアに住むホタルの明滅を例として挙げた。ホタルはそれぞれがある周波数で明滅を繰り返しているが、集団になると周波数をそろえてしかも振動の位相をそろえて明滅するという。巨木に群がるホタルの群れは、あたかもクリスマスツリーの電燈が一斉に明滅しているかのようであるという。こうした現象は、非線形振動子の引き込み現象と呼ばれ、古くから知られていた。ファンデルポール（van der Pol, 1926）は電気回路を用いてこの現象を理論的にも実験的にも研究していた。ウイナーは脳が多数の非線形振動子からなる系であり、引き込み現象が何らかの機能を担っているのではないかと考えたのである。

このアイディアは、その後、物理学でのパターン形成、自己組織、複雑系などの研究や生物学での多様なリズム現象の研究などに発展していく。そして、脳科学の分野でも、このアイディアの重要性が繰り返し検討されてきた。私自身が一九八九年に始めた研究の目標は、運動生成の問題に対して、サイバネティクスのなかでは明確な関連性が与えられていなかった制御という側面と自己組織という側面を統合し、新しい枠組みを作ることにあった。

非線形振動子の引き込み現象

ここで、非線形振動子について詳しく説明したい。非線形振動子は、線形振動子とはいくつかの点で本質的な違いをもっている。

たとえば、粘性力のはたらかない線形振動子にある初期条件を与えてやると、永遠に同じ振動数と振幅の振動を繰り返す。これに外部から一時的な外乱を与えると、それに応じて振動が変化してしまう。また、外部から周期的に揺らしてやると、外部振動の周波数が振動子の固有振動数に近い場合、振幅が大きくなって共鳴現象を起こす。ただし、外部振動の周波数にかかわらず、結果として現れる振動は外部由来のものと内部由来のものの重ね合わせとして表現できるので、線形振動子ではホタルの引き込みのような現象を説明することはできない。

これに対して非線形振動子は、外部から一時的な外乱があってもしばらくするともとの振動状態に自律的に戻ることができる。つまり安定な振動状態を保つことができる。非線形振動子は数学的には二変数の微分方程式であらわすことができる。変数が大きな値のときには粘性力がはたらいて値を小さくしようとする一方、小さな値のときには負の粘性力がはたらいて値を大きくしようとする。それらのバランスが成立すると安定な振動が生じるのである。これは「リミットサイクルアトラクター」と呼ばれている。

非線形振動子では，図1－1に示したような引き込み現象が見られる。外部から周期的に揺らしてやると，外部振動の周波数が非線形振動子の固有振動数に近い場合，固有振動数を変化させて外部振動に同調する。これは，「強制引き込み」と呼ばれている。また，外部から揺らす振動の周波数や与える力の大きさを変化させると，一回揺らすうちに非線形振動子が二回振動するといったN対Mの整数比の「引き込み」や，一見ランダムで非周期な応答だがある種の規則性をもった「カオス」のような多様な非線形現象が現れる。さらに，非線形振動子どうしを相互作用させると，固有振動数が異なっていても，振動数をそろえて同調する，「相互引き込み」などの現象も起こる。

非線形振動子結合系と生命現象

生物はリズムに満ちあふれている。非線形振動子の理論は多様な生命現象が示すダイナミックな振る舞いを理解するのに大変有効である。たとえば，ウインフリー（Winfree, 1980）は生物時計とそれが外部からの刺激によってさまざまな応答をする現象を非線形振動論によって説明した。グラスとマッケイ（Glass & Mackey, 1988）は，複数の心筋細胞

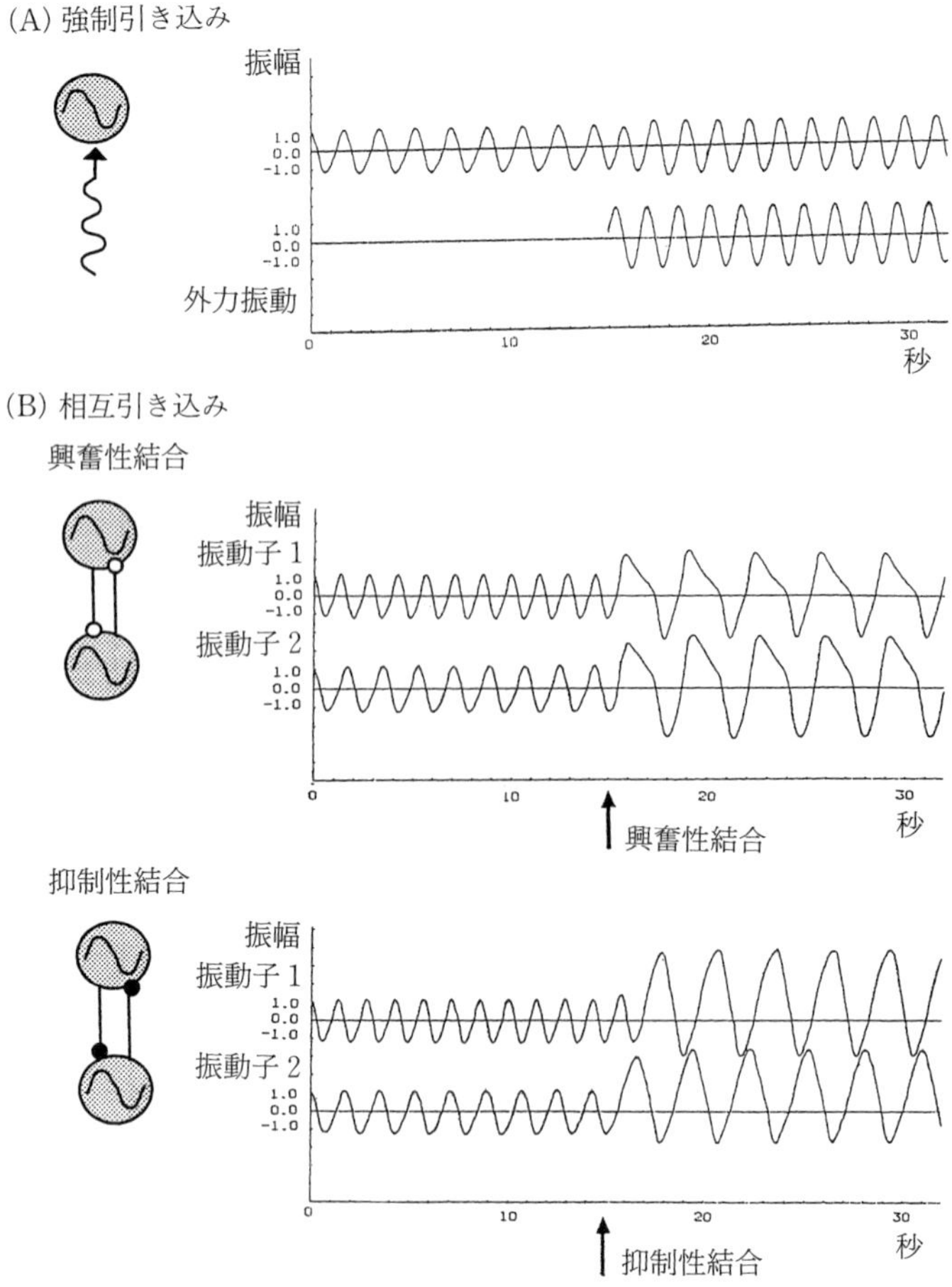

図 1 - 1　非線形振動子の引き込み

(A)　外力周期への引き込み応答。

(B)　2 個の振動子間の相互引き込み。
矢印の時間から相互作用させ、興奮性結合では同位相、抑制性結合では逆位相の引き込みが生じる。

どうしの拍動の引き込み現象を研究し、心臓のリズムのダイナミクスを明らかにしてきた。神経細胞の興奮現象は、ホジキンとハクスレイ（Hodgkin & Huxley, 1952）によって調べられ、神経活動の基本方程式とでもいうべきホジキン－ハクスレイ方程式が提案された。松本元ら（一九九〇）はホジキン－ハクスレイ方程式に基づいた解析で実際の神経細胞が外部からの入力に引き込みを起こしたりカオス応答することを示した。また、非線形振動子が多数相互作用している系の振る舞いは、清水博（一九七八）、蔵本由紀（一九九一）、シュトロガッツ（Strogatz, 1994）など多くの研究者の興味を引き、結合振動子系の数理として活発な研究が行われてきた。本書では、運動パターンの生成に、脳や身体の非線形振動子結合系としての性質が本質的な役割を果たしていることを詳しく述べる。

パターン形成と散逸構造

ウイナーと同時代にパターンの自己組織に関する先駆的な研究を行ったのはチューリング（Turing, 1952）である。彼は化学反応系で生じる濃度の空間的パターンが、生物における形態形成を担っている可能性を主張した。つまり少なくとも二種類の分子の化学反応に、自己触媒性と負のフィードバックの特徴があると、それらの濃度が時間的に振動する可能性をもつようになる。空間的な拡散は普通、空間的な濃度変化を一様にするが、分子のあいだで拡散の速さに違いがあると、不安定性が生じて空間的に不均質なパターンを生じる。チューリングはチューリング機械やチューリングテストの研究で計算機科学や人工知能の先駆者でもあった。

プリゴジン（I. Prigogine）らは系にエネルギーや物質の流れがある非平衡状態では時間空間的なパターンが生じることを示し、「散逸構造」と呼んだ（Nicolis & Prigogine, 1977）。その具体的な例として知られているのは、ベナールセルという流体系のパターンである。流体を器に入れ下から温めて、上では冷やすというように温度に大きな勾配を作ると、流体が対流を始めてハチの巣のセルのような模様ができる。また、ベルーソフ・ザボチンスキー反応と呼ばれる化学反応系では、濃度の時間的な振動や空間的なパターン変化が見られる。プリゴジンは、こうした自己組織的な秩序形成の機構に関して、非平衡系熱力学としての体系を構築した。これらは、非生物を扱ったものであるが、生物さらには社会現象にいたるまで、自己組織過程として理解できるのではないかという意欲的な主張もなされた。そこでブリュッセル学派と呼ばれる自己組織に関する広い分野の研究が生まれた。

シナジェティクス（synergetics）と運動制御

プリゴジンらとは独立に、ドイツのハーケン（Haken, 1976）はシナジェティクスと呼ばれる自己組織に関する体系を構築した。シナジェティクスとは、システムを構成する多数の要素が相互作用を通じて、全体としての秩序を生みだす協力現象の理論として提案されたものである。その基本となったのはレーザーの生成の理論である。レーザーは筒に閉じ込められた特定の分子にエネルギーを注入していくと、あるところで位相のそろったコヒーレントな光を発振するという仕掛けをもっているが、これが一種の自己組織現象として理解できるのである。ハーケンが強調したのは、スレイビング原理（slaving principle）と呼ばれるものである。この原理によれば、速い変化をする過程と遅い変化をする過程が相互作用しながら同時に進行しているとき、系全体の振る舞いは、遅い変化をする変数だけで決まる。そしてこれを「秩序変数」と呼んだ。このことは、大自由度系が少数自由度の秩序変数の方程式で表現できることを意味している。さらに、秩序変数の方程式に含まれる「制御パラメーター」を変化させていくと、非平衡相転移と呼ばれるパターンの変化がしばしば生じる。つまり、制御パラメーターを変化させるだけで、さまざまなパターンの自己組織が起こるという一般的な機構を提案した。

ケルソー（J.A.S. Kelso）は、運動パターンの生成や変化の問題にシナジェティクスの概念を適用した先駆者の一人である。彼は、両手の人さし指をメトロノームにあわせて逆位相で動かすという実験を行った。興味深いことに、メトロノームの周波数をだんだん上げていくと、ある周波数で突然両手の動きがそろって同位相になってしまう。図1－2に示すように、ケルソーはハーケンの学生だったシェーナーらとともに、メトロノームの周波数を制御パラメーター、指の動きの位相差を秩序変数と考え、一連の実験と理論的解析を行った（Schöner & Kelso, 1988）。この現象は、犬や馬のような四足歩行動物で、歩行速度を変えると、ウォーク、トロット、ギャロップというように四本の足どうしの位相関係が切り替わる現象を連想させる。一般に、運動は膨大な数の神経や筋肉などの活動を含んだ現象である。秩序ある運動パターンはスレイビング原理によって自己組織され、多様な運動パターンの切り替えは、非平衡相転移現象として理解できるというのが彼らの主張であった。

運動制御におけるケルソーの自己組織の考え方は私を含め多くの人に影響を与えた。運動発達の研究をしていたテーレン（E. Thelen）もこの理論に触発され、発達研究におけるダイナミカルシステムズアプローチ（Thelen & Smith, 1994）という流行を作り出した。

ただ、カオス力学系などの振る舞いを考えると、スレイビング原理がそれほど一般性をもっているとはいえない。また、発達の問題にシナジェティクスの理論がそのままの形で適用できるかどうか疑問である。しかも、秩序変数の振る舞いの現象論のレベルを超えなけ

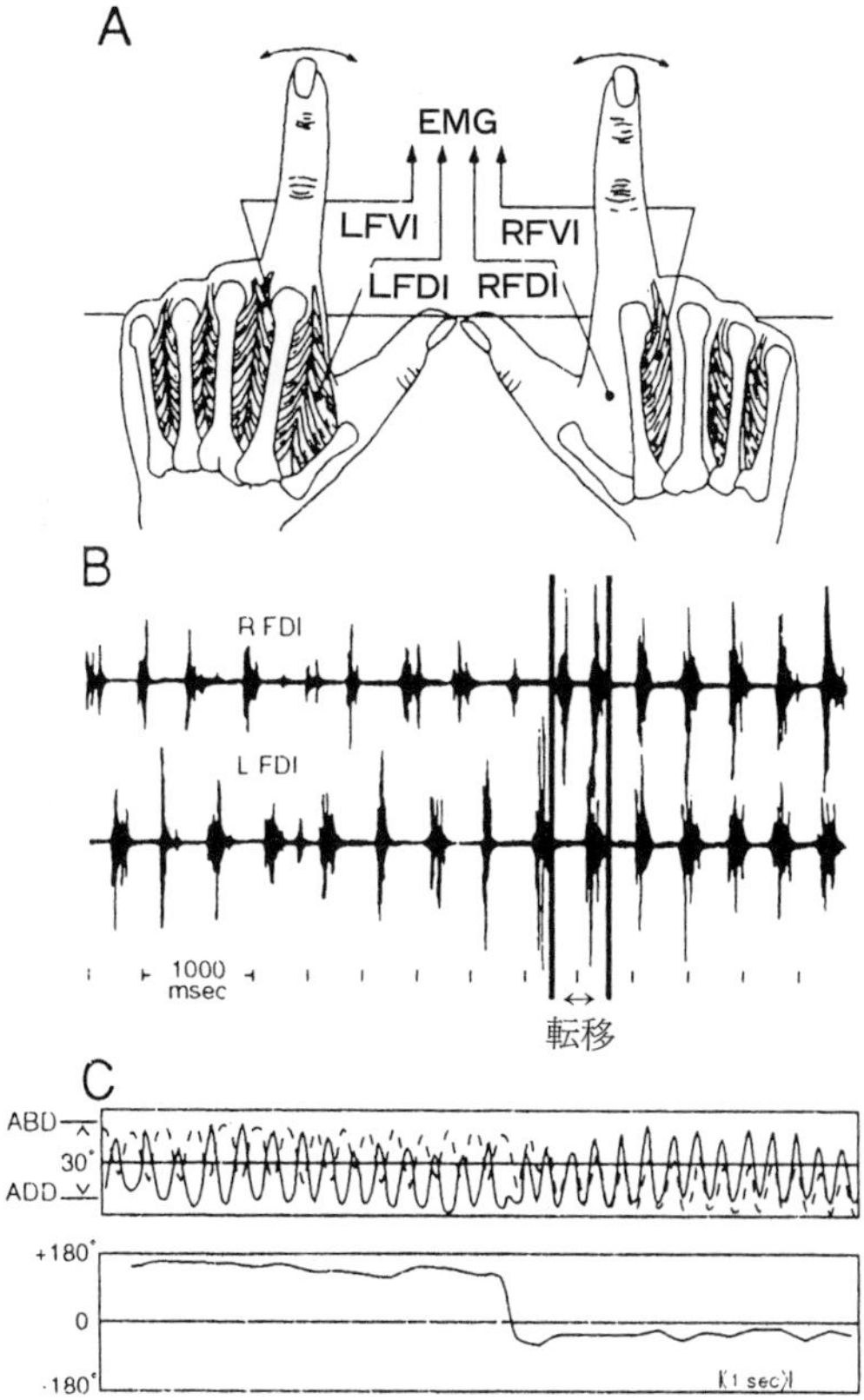

図1-2　運動パターンの転移現象
(Schöner & Kelso, 1988 より)

A：指の周期的な運動に関する実験の様子
B：筋電図の変化
C：指の運動と左右の指の運動の位相差の変化

れば、運動制御の機構に迫ることは難しい。これを乗り越えるには、本書で述べるようにシステムをデザインするという発想が必要である。

生体における動的協力性

プリゴジンやハーケンの自己組織の研究と独立に、清水博は生命システムにおける自己組織の研究を推進していた（一九七八）。たとえば、矢野雅文が作った流動セルと呼ばれる人工筋肉系で、筋肉を構成するアクチンとミオシンというタンパク質のあいだの自己組織的な協力性によって筋収縮が生じることを示した。これは、アクチンとミオシンが機械の歯車のように相互作用するという筋収縮機構の説に疑問を投げかけるものであり、生体分子の動的協力性という概念を提案した。

その後、清水らの研究は、脳の機構を自己組織現象としてとらえるというものに発展した。特に、ウイナーが指摘した非線形振動子の引き込み現象に着目し、山口陽子らと視覚系のパターン認識の研究を行った（Shimizu et al., 1986）。そこでは、脳におけるトップダウンとボトムアップの信号のやりとりによって、認識における意味の解釈が成立するという機構が提案され、情報の自己組織が脳で起こるという主張がなされた。後に、脳の視覚野をはじめさまざまな部位で、ニューロンの周期的な活動や引き込み現象がジンガー（W. Singer）らによって報告され、現在では脳の研究はダイナミクス抜きには語れなくなりつつある。フリーマン（W.J. Freeman）は、神経生理学者であるが、早くから脳での自己組織的なダイナミクスの重要性に気付いていた一人である。津田一郎（一九九〇）は、脳神経系でのカオスの役割に早くから注目し、カオス的遍歴など興味深い研究を行った。

生命現象を動的に理解することに強い興味を覚え、清水研究室の門を叩いた私は、脳を深く理解するための新しい枠組みを模索した。そのためには、脳を孤立した系として扱うのではなく、複雑な環境と相互作用し行動するといった側面を研究しなければならないと考えた。そこで着目したのが、運動制御の問題だった。

3　制御として見た運動

サイバネティクスの源流

運動を現代的な制御という観点から初めて考察したのは、ウイナーである。彼が提唱したサイバネティクスのなかでも後に大きな影響力をもった理論は、フィードバック制御である。この原理を簡単に述べよう。ある系を制御する側と制御される側に分類する。制御系は被制御系がとるべき望ましい状態を設定し、制御信号を送る。それと同時に被制御系のセンサーから実際の状態に関する報告を受け、望ましい状態との差から制御信号を修正する。このとき制御が安定に行われるかどうかについての一般的な理論の枠組みが与えられており、これに基づいて制御系自体の設計を行うことができる。

ウイナーは小脳疾患の患者が腕を動かそうとするときにぶるぶると震えてしまう症状が、フィードバック制御が不安定化した結果生じる現象であると考えた。脳が運動を司る上で、このフィードバック機構のようなものが一般的な意味であることは疑いようがない。ウイナーの考え方は、その後フィードバック制御だけでなく、フィードフォワード制御、最適制御などへ拡張され、現代制御理論として確立した。図1－3は、フィードバック制御、およびフィードフォワード制御の概略を示している。現在われわれを取り囲んでいる電気製品から飛行機や宇宙ロケットまでさまざまな機械の多くがこうした制御理論に基づいて設計されている。

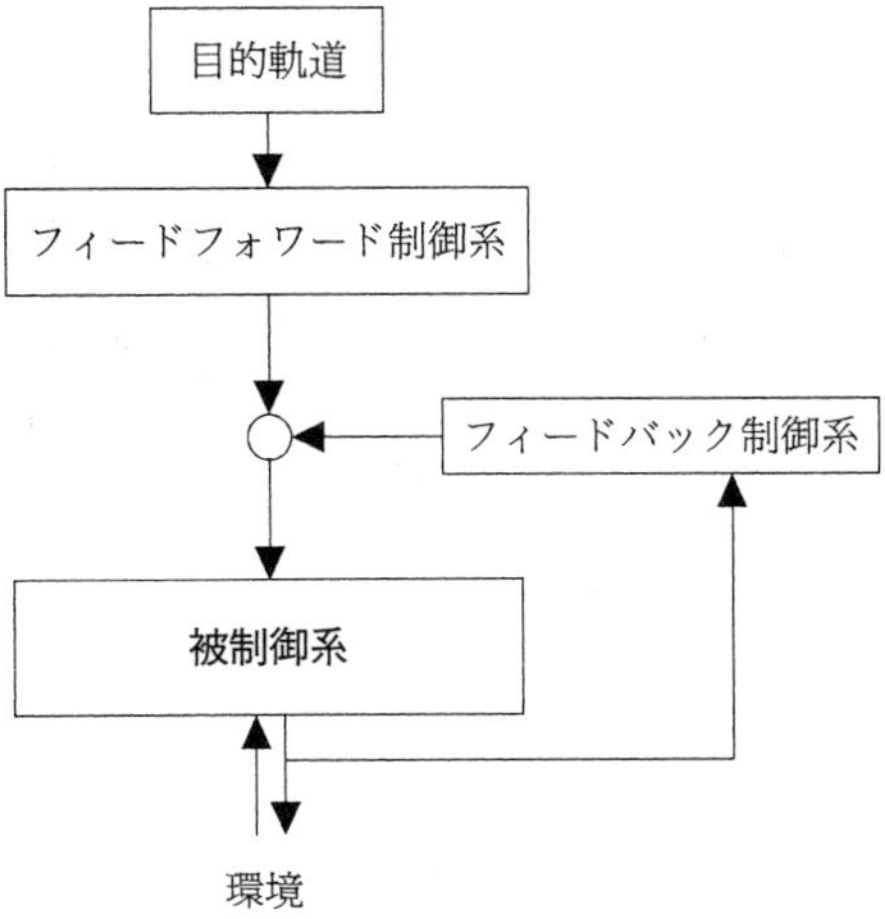

図1－3　フィードバック制御とフィードフォワード制御

脳神経系による運動制御の機構の研究は、このような制御理論に強い影響を受けてきた。大脳などで運動の計画やフィードフォワード制御に必要な信号の生成が行われ、脊髄などで筋肉の収縮を通じて実際に生じた運動のフィードバック制御が行われるという概念は、半ば常識的な考えとされている。ただし、これが必ずしも正しくないということを後で述べる。

計算論的脳科学とロボティクス

　近年、計算論的脳科学と呼ばれる分野で主流となっている理論の一つに内部モデルという考え方がある。その源流にあるのは、マー（Marr, 1982）の運動や視覚に関する研究である。マーは脳を理解するためには三つのレベルが必要だと考えた。脳が情報処理をするための目的や計算の論理を明らかにする「計算理論のレベル」、その計算理論を具体的にどのようなアルゴリズムで解くかを決める「表現とアルゴリズムのレベル」、それらがどのように物理的に実装されるかという「ハードウエアによる実現のレベル」である。運動制御の研究は、このレベル分けに馴染みやすい性格をもっている。つまり、ロボットなどの制御理論によって計算理論やアルゴリズムの問題が研究され、それを実現する神経機構を神経生理学的実験によって見つけるという方法論が比較的切れ味の鋭い視点を与えるからである。その一つが、身体の内部モデルが小脳にあるというものである。

　小脳の美しい解剖学的構造に魅せられた伊藤正男は、前庭動眼反射の適応に、小脳におけるニューロンの可塑性が関与していることを発見した（Ito, 1984）。前庭動眼反射というのは、たとえば本を読んでいるときに頭を動かしても、その頭の動きを補正するように眼球が動いて視野がぶれないことである。人工的に左右反転眼鏡をかけたとき、誤差のフィードバック制御に頼っているあいだはうまくいかないが、眼球運動の動特性が内部モデルとして小脳に獲得されてフィードフォワード制御へと変わることで適応が起こると考えられた。

川人光男（一九九六）はこれを運動制御一般の問題に拡張した。身体はニュートン力学で表すことができるが、基本的には筋肉が発生する力や外界との相互作用にともなう力を入力してある運動軌跡を出力するという入出力関係がある。計算理論の立場からある運動軌跡を実現したいとすれば、この入出力関数の逆関数を計算することで、それに必要な力を得ることができる。この計算過程は逆ダイナミクスと呼ばれている。川人は小脳に身体の逆ダイナミクスモデルが学習を通じて獲得されると主張した。

確かに、逆ダイナミクスモデルが脳内にあれば、任意の運動の遂行が可能になる。近年、小脳に内部モデルが存在することを支持する実験もなされている。ただ、この内部モデル自体には、そもそもどのような運動を生成したらよいかということは含まれておらず、大脳皮質の別の部位が担っているとされている。この意味で、内部モデルは運動をうまく遂行するための機構ではあっても、どんな運動を生成したらよいかという問題を解決するものではない。運動のパターン生成という面では、非線形力学系における自己組織の理論に分がある。しかし、制御と自己組織とは折り合いの悪い概念である。

現代制御理論からヒューマノイドロボットへ

現代制御理論の潮流の延長上で人間のような形をしたヒューマノイドロボットの設計ができるのではないかという期待は当然のように生じてきた。日本では、鉄腕アトムを夢見てロボット工学を志した人々が少なからずいた。一九九六年本田技研が発表したヒト型二足歩行ロボットは、多くのロボット工学者に大きな衝撃を与えた。直立姿勢から歩き始めて立ち止まるという一連の動作に加えて、スタスタと階段を登り降りする性能は、これまで開発されたどんなロボットよりも洗練されており、見るものを魅了した。基本的な制御原理は、これまでの典型的な制御理論に従ったものであるが、制御のルールの職人芸的な作り込みやハードウエアなどの要素技術の革新と集積が、これまでになかったロボットのパフォーマンスを実現した。

しかし、このロボットをしても鉄腕アトムには程遠いと言わざるを得ない。たとえば、原子力発電所に事故があった場合、人間のかわりに作業をすることができるだろうか。このことは運動ということの本質的な難しさだけでなく、ウイナー以来の制御理論の根本的な問題点を表している。第一に、ヒトの身体が非線形性の強い多自由度系であり、運動軌道計画の最適化が困難な問題になってしまう。第二に、身体の力学的な不安定性が顕著であり、安定性の保証が難しい。そしてもっとも大きな問題は環境の不確定な変化にリアルタイムで適応することが難しいことである。環境が変わるたびに軌道の最適化からやっていたのではとても間に合わない。つまり、運動制御はあらかじめ計画した運動を物理的に実現すること以上の問題をどうしても含んでしまうのだ。

古典的な制御理論に基づくロボティクスや古典的な推論などに基づく人工知能への批判から、ブルックス（Brooks, 1989）は、行動規範型ロボティクスを提唱し注目を集めた。外部環境の表象を丸ごと作らなくても、比較的単純な動作の機構を埋め込んで、実環境中で適切に動くようにチューニングしておけば、あたかも高度な知性をもつ生物のように見えるというのだ。このことはソニーが製品化したアイボが実証しているようにも思える。そして、脳の表象や知性に関して重要な問題を提起している。

ヒューマノイド型のロボットを作るという試みは、人間そのものを構成することに限りなく近い問題になってしまう。とはいえ、作るということが複雑なシステムを理解する有効な手段であり、その意味ではロボット工学は今後も人間の理解にとって重要性を増していくはずである。そして、非線形力学の概念を包含した、ロボティクス理論が必要とされているのである。

4 運動の生理学

反射とホムンクルス

実際に運動を行うとき、脳の内部ではどのようなことが起きているのだろうか。運動の生理学の歴史をひもとくと、ロックによる経験論とデカルトによる観念論とに代表される二つの極端な哲学的立場のあいだを揺れ動いてきたことがわかる（Jeannerod, 1983）。つまり、環境からの入力が運動を決めるという考え方と、脳が運動を決めるという考え方の対立である。これは神経機構としては、求心性の情報の流れと遠心性の情報の流れのどちらが運動の生成に重要な役割を果たしているかという問題になる。

まず、運動の機能単位として明らかになったのは反射である。つまり、決まった入力に対して、つねに同じパターンの運動が現れるという現象である。反射という現象に着目しながらも、ロシアのセチェノフ（I. Setchenov）やパブロフ（I.P. Pavlov）は環境からの刺激に対する反射の連合を通じて経験的に高次の機能が作られるという立場を取ったのに対して、イギリスのシェリントン（C.S. Sherrington）は、反射の連鎖は脳自体が秩序づけるものであるという観念論的立場を貫いた。

一方、大脳皮質の機能局在が、イギリスのフリッシュとヒッツィヒ（Fritsch & Hitzig, 1870）やフェリア（Ferrier, 1880）によってサルで存在することが明らかにされた。彼らは、大脳皮質の一部を電気刺激したときに体の一部に運動が生じることから、身体の体部位再現地図を見いだした。カナダのペンフィールド（W. Penfield）らはヒトでも同様なことがあることを示した。つまり、図1－4のように、大脳皮質の運動野には体全体の筋肉の地図があり、地図上の局所的な活動が、特定の筋肉を活動させる（Penfield & Rasmussen, 1955）。つまり、脳には身体の地図が存在する。これをホムンクルス（小人）と呼

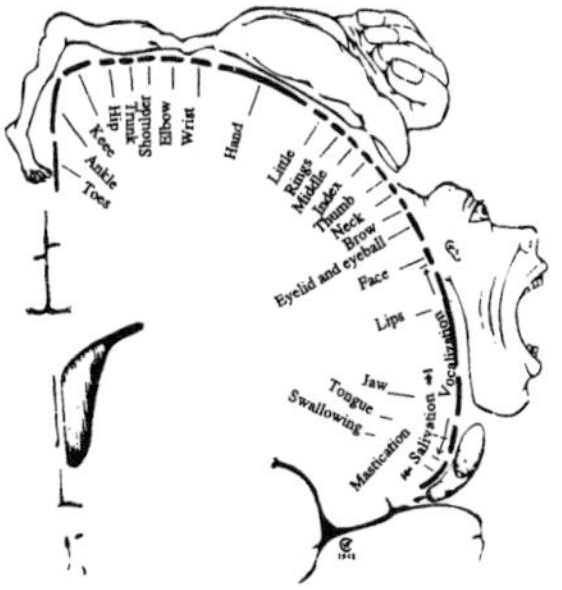

図1-4　体性感覚地図

(Penfield & Rasmussen 1955 より)

ぶこともある。

反射と大脳皮質の機能地図の存在は、大脳皮質が随意的な運動を司り、脊髄などの皮質下が自動的な運動を司るという二元論をもたらした。今日でも多くの脳科学者がこの考えを大筋では認めているであろう。しかし、随意的な運動にしても、皮質下の機構が関わらないということはありえないので、求心性対遠心性という問題が再浮上する。仮に遠心性の情報の流れで運動が作られるとしても、運動野の機能地図は運動出力の出口に近いところに対応するものなので、それだけでは運動パターンの生成機構を説明することはできない。実際、運動野だけでなく、運動前野、大脳基底核、小脳など他のさまざまな場所がそれぞれ運動の生成の特定の局面で働いていることを示す実験がつぎつぎと報告されている。ただ、手先をある目標の位置まで伸ばすというリーチングのような簡単な運動ですら、その機構については決着がついていない。さらに、次に詳しく述べる歩行のような運動は事情をいっそう複雑にしている。というのは、運動パターンの詳細を脊髄がかなり決めているらしいからである。

除脳ネコが歩く

ロシアのシック、セバーリン、オルロフスキー（Shik, Severin & Orlovskii, 1966）は、歩く仕組みに関する画期的な発見をした。図1－5のように、ネコの間脳の部分を切断し、大脳皮質と皮質下との連絡を断った状態で、中脳の特定の場所を電気刺激するとネコは流れベルトの上で歩き出したのである。中脳のこの部分は、「中脳歩行誘発野」と名付けられた。もっと驚くべきことは、電気刺激の強度を次第に上げながら流れベルトの速度を増していくと、突然左右脚の位相が同位相から逆位相に変化し、運動パターンがウォークからギャロップになったのである。このことから、大脳皮質は歩行の生成には関わっておらず、中脳が歩行の開始や停止と歩行速度の調節を行い、脊

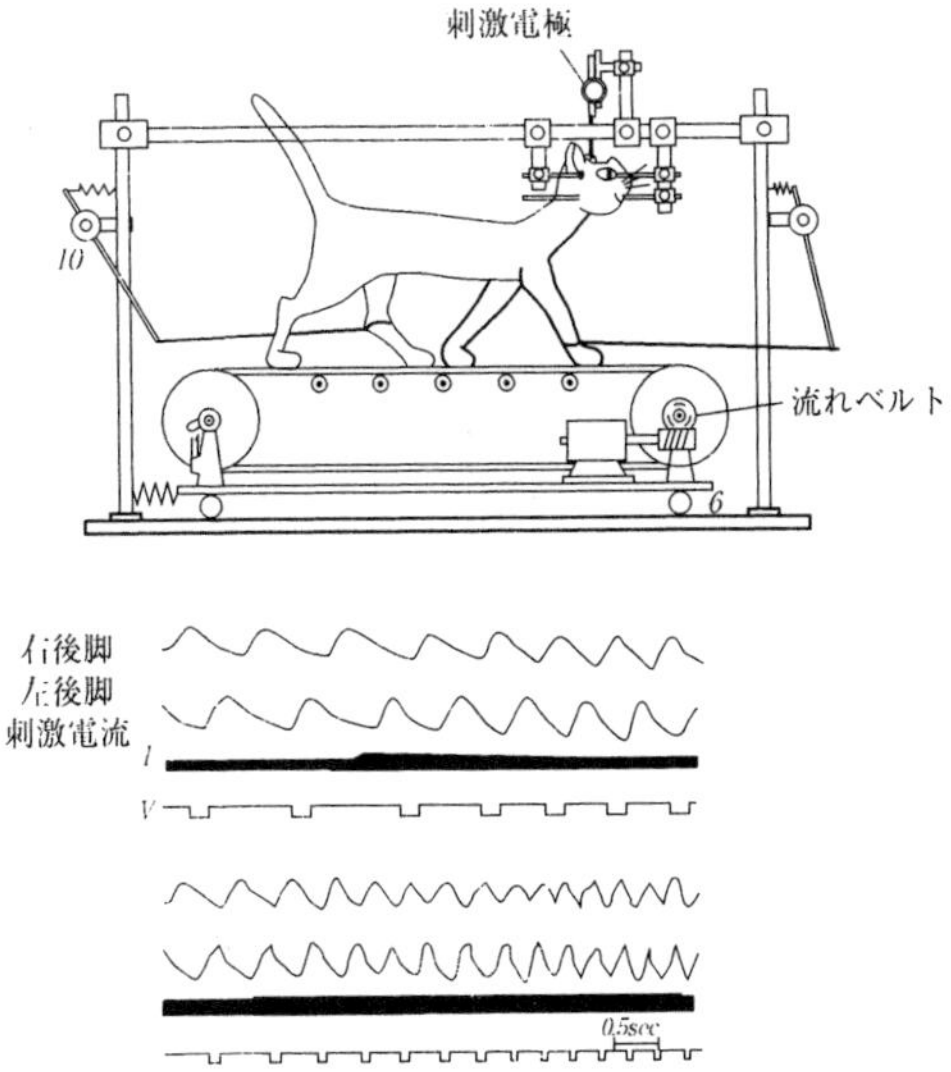

図1－5　除脳ネコの歩行
（Shik et al. 1966 より）

髄が四肢の協調した歩行パターンを作っていると考えられた。
スウェーデンのグリルナーらは、さらに歩行パターンを作る脊髄の神経回路網の実体を明らかにしようとした（Grillner, 1985）。脊髄で反射の連鎖によって運動パターンが作られるのではないことを示すために、脚からの感覚入力も断って、脊髄を単離した状態にした。そして中脳からの下降性の信号を模した神経伝達物質で脊髄を満たすと、歩行に対応するリズミックな活動が作られることがわかったのである。グリルナーはこのような状態での脊髄の神経活動を擬歩行（fictive locomotion）、その神経回路網を中枢パターン生成器（central pattern generator; CPG）と呼んだ。

ＣＰＧの概念は、フォンホルスト（von Holst, 1937）に遡ることができる。彼は、昆虫や魚などの運動を調べ、これらが中枢の「神経振動子」によって制御されているという考えをもっていた。つまり、これは自発的に運動を作る一種のプログラムであって、環境の情報はこの運動を起動するための条件を与えるだけだと考えた。ちなみに、フォンホルストは動物行動学のローレンツ（K. Lorenz）や量子力学のハイゼンベルグ（W. Heisenberg）と友人であった。

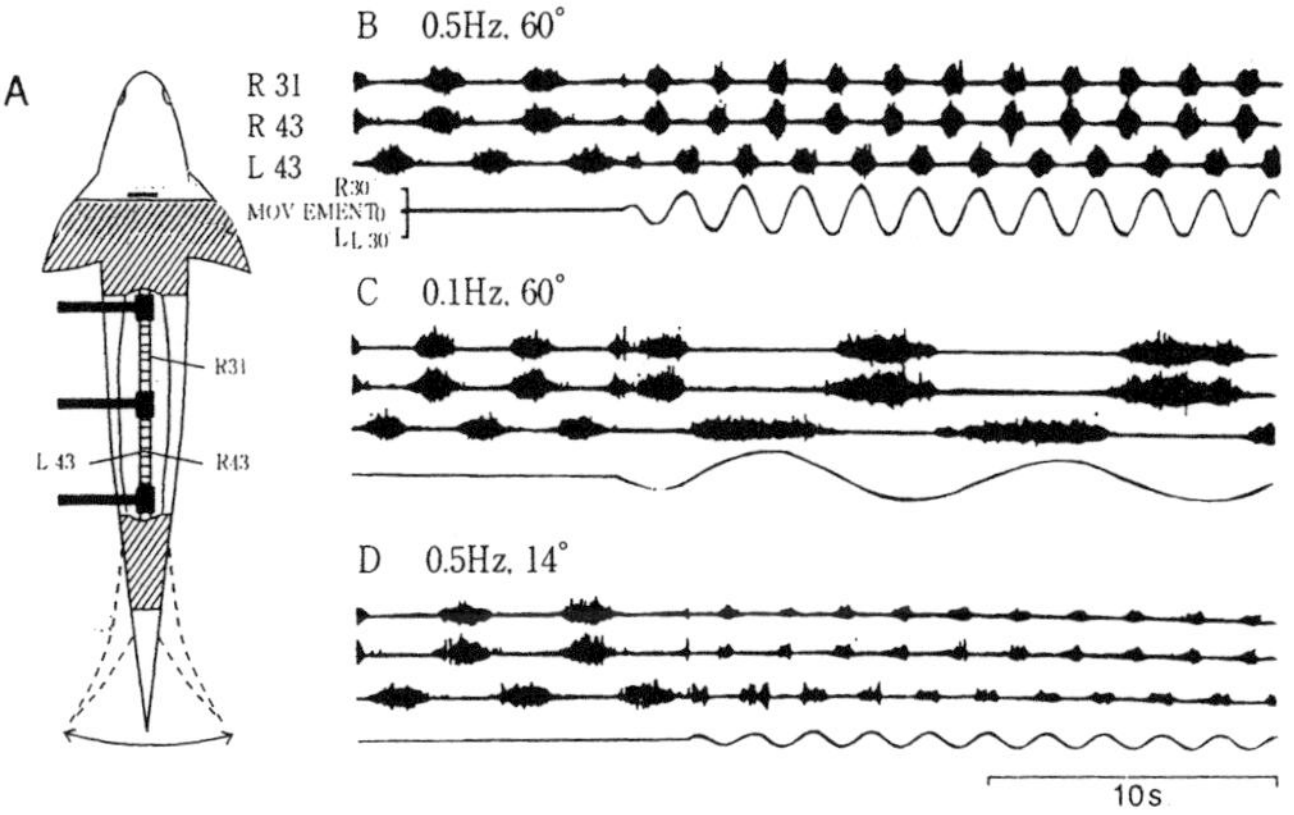

図 1-6　CPG の感覚入力への引き込み
(Grillner & Wallen 1982 より)

神経振動子からなる神経回路網

さて、グリルナーはさらにネコや魚のCPGに非線形振動子の引き込み現象が見られることを証明した（図1-6）。脊髄を切断した魚の筋肉を薬物で麻痺させ、CPGが活動しても体が動かない状態にした。そして、CPGが周期的な活動をしているときに、麻痺した尾をモーターを使って強制的に振動させた。すると、その尾の運動の感覚情報がCPGに伝えられ、CPGのリズムが尾の動きに引き込まれたのである。尾を動かさないときにはCPGはほぼ一定の周波数で周期的に活動するが、尾の動きの振動数を変えるとN対Mの整数比の引き込みなども生じた。したがって、CPGが非線形振動子としての性質を備えていることが明らかになった。まったく同様な実験はネコでも行われている。このことは、CPGが単なる固定した運動プログラムではなく、環境からの情報にも柔軟に応答できる機構をもっていることを示している。しかも、古典的には反射やフィードバック制御を担っていると考えられていた脊髄が、パターン生成や引き込みというきわめて自己組織的な役割を果たしているのである。

似たような機構は、昆虫や他の脊椎動物などにもあることがわかっている。近年、グリルナーらは、ヤツメウナギの神経系を徹底的に調べている。ヤツメウナギはもっとも下等な脊椎動物であるため、ヒトに至る高等な脊椎動物の神経系の基本構造を調べるのに適していると考えられている。遊泳パターンを作り出すCPGが脊髄にあるが、それはまさに非線形振動子の結合系であることが、神経細胞レベルで同定されている。脊髄を体節にそって輪切りにすると、どの体節にも解剖学的に同じ構造の神経回路網があり、どの体節も単離した状態で遊泳のリズムに対応するゆっくりとした周期活動を作り出すことができる。その体節の神経回路網をさらに詳しく調べると、一個の神経細胞が非線形振動子になっており、同様な性質をもった数種類の神経細胞で体節の左右交互の筋活動を作る神経回路網が構成されている。このようにヤツメウナギの遊泳パターンは、神経系の局所的な場所で作られるのではなく、体節にそって連なる非線形振動子の相互作用による自己組織的なパターン形成として作られるのである。

このようにCPGにおいて非線形振動を生成する最小単位は神経振動子と呼ばれている。ヤツメウナギの場合、一個の神経細胞が神経振動子になっている。ネコなどの場合は、神経細胞の集団が神経振動子を構成していると考えられる。

私はこうしたCPGによる運動生成を、より一般的な運動制御の問題として自己組織の立場から理論化できるのではないかと考えた。そのためには、神経生理学のように神経系だけの振る舞いを調べるのではなく、身体や環境との相互作用を含んだシステム全体を扱う必要がある。それが唯一可能な方法は計算機シミュレーションである。さらにこれは、プリゴジンやハーケンの自己組織理論のように、固定された拘束条件のもとで自発的にパターンが生成されるという考えからも一歩踏み出す問題になるかもしれない。そして、具体的にはヒトの歩行の研究を行うのが面白いと考えた。次の章では、この歩行のモデルについて述べる。

II章

歩行における脳と環境の強結合

ヒトの二足歩行では、自己の身体の不安定性という問題に加え、環境変化の不確定性に直面する。これを解決するために、脳、身体、環境がリズムの引き込みを通じて強結合するという非線形力学の動作原理がはたらいている。

1　グローバルエントレインメント（global entrainment）

生体は環境の不確定性にどう対応しているのか

　われわれを取り巻く環境は多様であり、われわれ自身が移動することによって刻々と変化する。歩けば、その路面には凹凸あり、坂道あり、階段ありで、つねに変化しているといってもよい。さらに天候が変化し、雨が降れば道はぬかるんでしまうであろうし、雪になれば路面は一変するであろう。つまり、われわれにとって環境はつねにある種の不確定性を含んでいる。もちろん、たいていの路面の状況をすでに経験している人は、こうした変化は予測の範囲内であるというかもしれない。しかし、一度も転んだことのない人はいないであろうし、すべての瞬間に自分を取り巻く環境がすべて既知であるということは原理的にあり得ないはずである。それでは、われわれはどのようにしてこのような不確定性のなかで柔軟な行動ができるのだろうか。

　第一の考えは、いろいろな状況を経験し学習した結果、予測が可能になりさまざまな状況に対応できるようになっていくというものである。これはいわば当然のことであり、あらゆる生物がこうした側面をもっていることは確かであろう。また、ロボットを作ろうとしたら、まず可能な限りあらゆる環境の変化への対応を作り込み、予測の範囲外のできごとについては学習機能を加えることで対応しようとするであろう。しかし、この考え方は極端にいえば、やったことのないことはできないということになってしまう。われわれは経験したことのない状況でもリアルタイムに対応しなければならないことにしばしば遭遇する。もしそのたびに経験していないという理由で失敗していたら、われわれは生きていけないであろう。

第二の考えは、外界は単なる物理的な環境ではなく、われわれにとって生態学的な環境であるから、環境の変化はそれに応じた行動の変化を自然に引き起こすというものである。これはギブソン（Gibson, 1979）によって提案されたアフォーダンスという理論である。環境は直接知覚され、階段は階段に応じた歩行を、坂道は坂道に応じた歩行を自然にアフォードする。また、われわれや動物が示す環境への著しい適応性は、生態学的な環境のなかで進化の過程で獲得されたものであるということを主張した。アフォーダンスの理論は、生体側に経験に基づいて構築された環境の表象があることを前提として考えられていた第一の考えとまったく別の見方もあることを示した。ただ、それが単なる見方ではなく、システムの動作原理や設計原理の解明に寄与できるかどうかが問われなければならない。

ここでは、これまでに明らかにされてきた脳神経系のダイナミクス、身体や環境の複雑さとダイナミクスを踏まえながら、著しい柔軟性や適応性をもった運動生成の機構に構成論的なアプローチから迫りたい。

歩行モデルの構築

私は山口陽子、清水博とともに、ヒトの二足歩行に関するモデルを発表した（Taga et al., 1991）。そこで、脳神経系、身体、環境がそれぞれ複雑なダイナミクスをもち、それらのあいだの相互作用から環境の変動に安定で柔軟な運動が、いわば自己組織的に生成されるという新しい制御原理を示した（図2－1）。それをわれわれはグローバルエントレインメント（大域的引き込み）と名付けた。

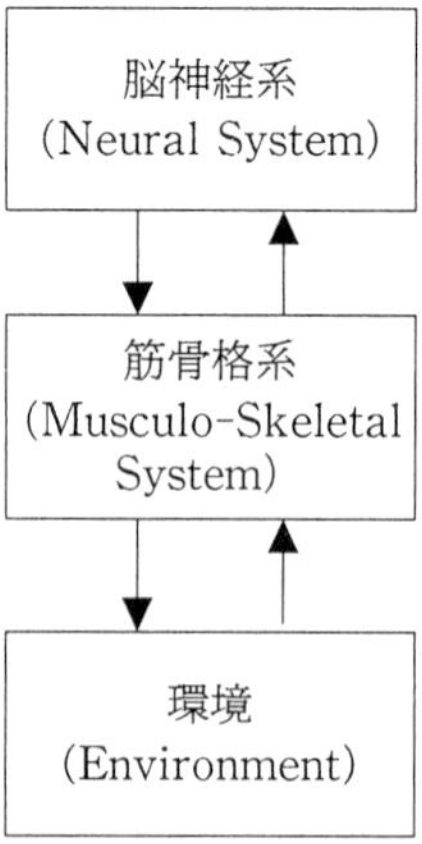

図2－1　歩行生成の枠組み
（Taga et al., 1991 より）

これについて詳しく述べたい。

このモデルでは、歩行の生成を担う脳神経

系が多数の神経振動子から構成されると仮定した。前に述べたように、多くの脊椎動物では脊髄に周期的な運動パターンを作るCPG（central pattern generator）と呼ばれる神経回路網が存在している。ヒトの場合にも同様な神経回路があるという仮定は自然なものであろう。そして、一個の神経振動子は、一個の関節の周期運動を担うと仮定した。これは、特定の神経振動子の出力が特定の関節の伸筋と屈筋との交互の活動を生み出していることに対応する。さらに、適切な結合を神経振動子のあいだに仮定し、全体の歩行パターンをおおよそ決定する。たとえば、左右の脚の股関節は歩いているときにはつねに逆位相なので、それぞれの神経振動子のあいだに抑制性の結合を与えるというように、神経振動子のあいだの結合を決める。また、それぞれの神経振動子には一定の値の外部入力があると自律的に振動するが、入力がないときには振動が止まってしまうと仮定した。この入力を定常入力と呼ぶ。すべての神経振動子に定常入力が与えられると、CPG全体が振動状態になる。このようにモデル化されたCPGを微分方程式として書いて、計算機シミュレーションすれば、ネコの脊髄で見られたような「擬歩行」が生じる。しかし、このCPGで実際に歩行が作られるのかというと、それは別の問題である。

そこで、身体や環境のモデルを作り神経系のCPGモデルと相互作用させてみたのであ

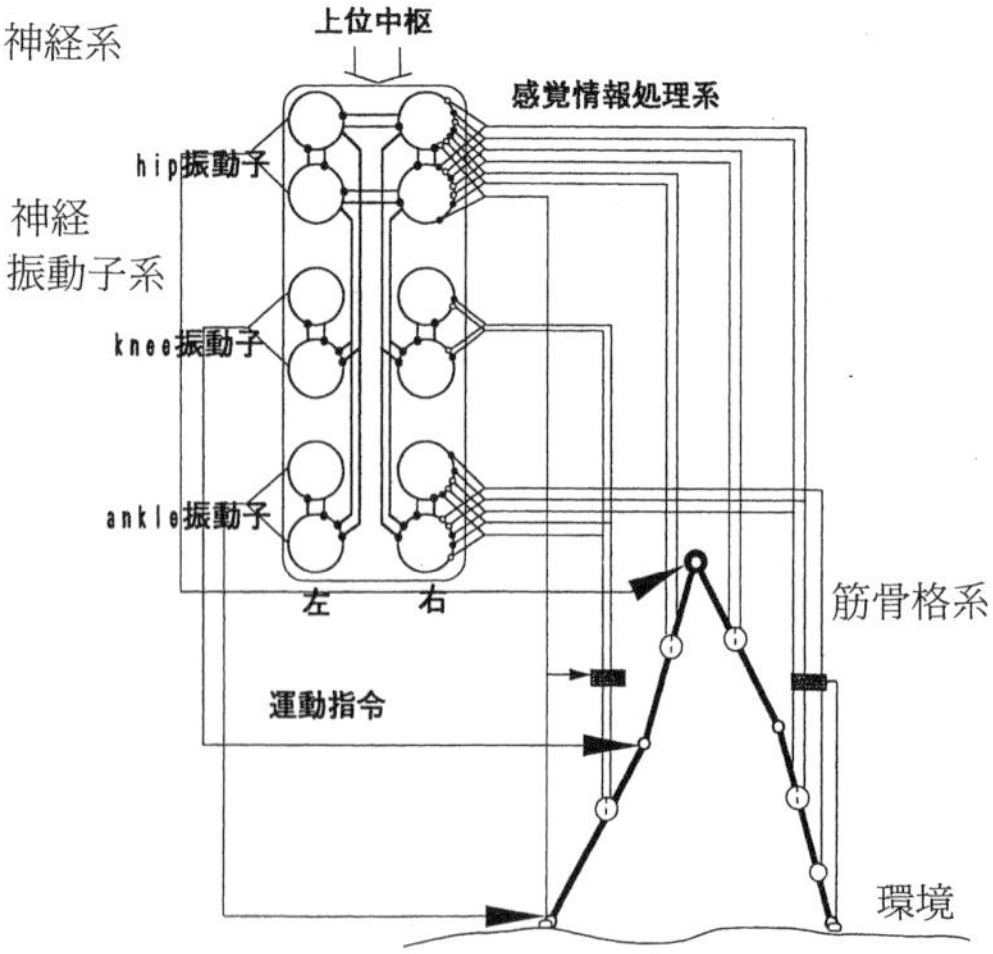

図２－２　歩行の神経筋骨格系モデル

（Taga et al. 1991 より）

る（図２－２）。身体は、ここではごく単純化して、一本の脚は二つのセグメントからできていて、上体は腰の部分の質点で表されると仮定した。この身体が、地面と力学的に相互作用することで、歩行が生じる。これらはニュートンの運動方程式として表現することができる。そして、神経振動子の出力が関節でのトルクを与える一方、身体セグメントの角度が知覚情報となって神経振動子へ入力されるという双方向性の結合をモデル化した。そこで、脳神経系の力学系と身体環境系の力学系が相互作用するというモデルが出来上がった。そして、計算機シミュレーションを行って、神経系の多数のパラメーターをうまく選んでやれば歩けるようになるはずである。

自己組織的に歩きだした歩行モデル

しかし、二足歩行は容易ではなかった。七転び八起きどころか、何回やっても転んでしまうのだった。三か月ほど失敗を繰り返していた私は、原理的に不可能なことをやろうとしているのかもしれないという不安を抱えながら、研究室旅行に参加した帰りに、一人でふと動物園に寄った。そこで、ヒトの身長ほどもある大きなツルが優雅に歩いている様子が私の目を引いた。それは、じつに見事な二足歩行だったが、ヒトのそれとは異なる点がある。膝がヒトとは逆に折れて、ヒトが後ろ向きに歩いていくような歩き方なのである。ただし、ツルの膝に見える部分はヒトの足首に相当する部分なのだが、足部の骨格が非常に長いのでそのよ

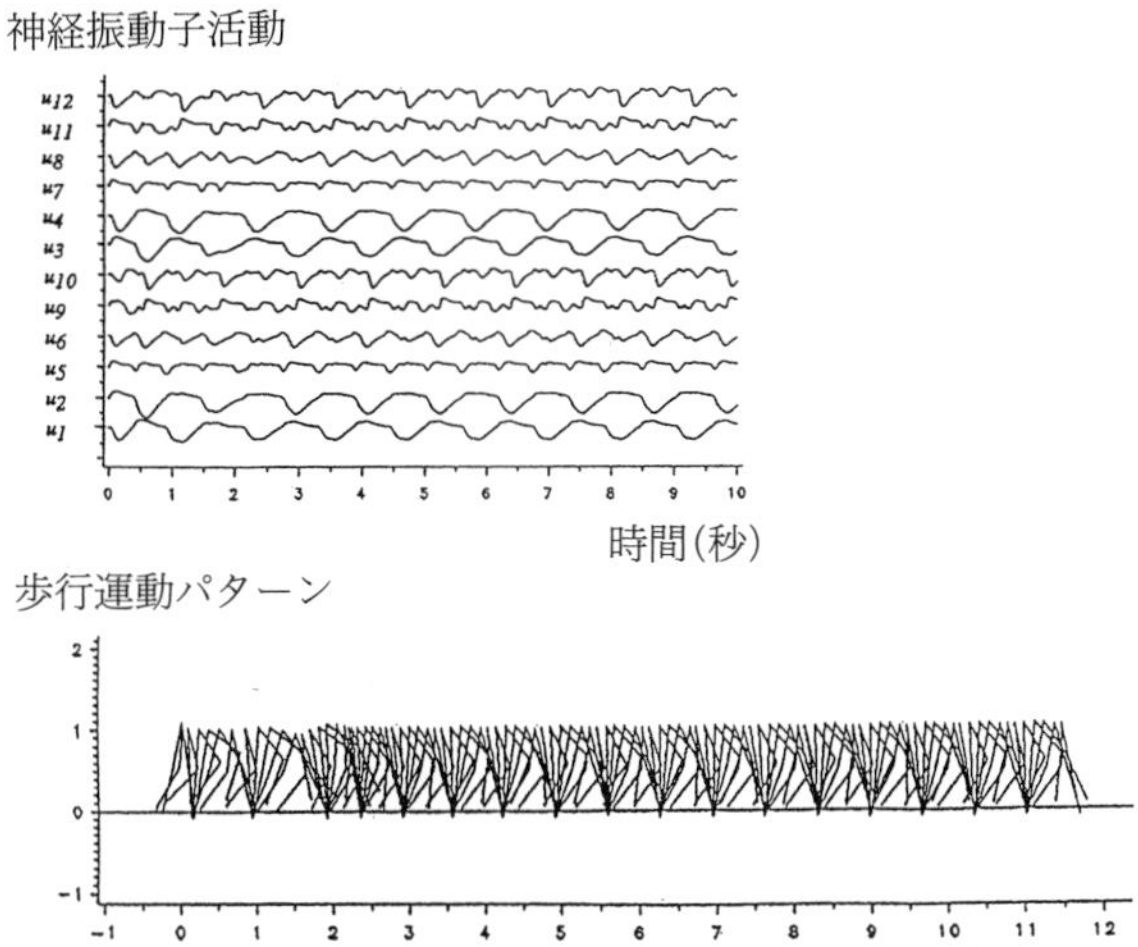

図2-3　歩行の生成（Taga et al. 1991 より）

うに見えるのである。ヒトとツルとで歩行パターンがみかけ上反対称になっているのはなぜだろうか。それはごく簡単な理由で、骨格が反対には曲がらないようにできているということだ。私は、自分が計算していたモデルの膝に逆折れを防ぐためのダンパーがついていないことに気づいた。そこで、研究室に急いで戻って膝にダンパーをつけて計算を行うと、歩行モデルは突然歩きだしたのである（図2－3）。

この歩行モデルは、われわれにさまざまなことを教えてくれた。まず、予想していたとおり、神経振動子の結合系を基本にして、安定な歩行の生成が初めて明らかになった。そして、身体自体の構造とダイナミクスが運動の生成に非常に重要な役割を果たしているという当たり前のことも教訓として思い知らされた。しかし、それから先にさらに興味深い問題が待っているのである。通常の方法で設計されたロボットならば、想定される限りのあらゆる状況があらかじめ入力されているので、ロボットの振る舞いは設計者の意図を超えることはない。あるいは、意図を超えることはエラーを意味し、制御が破綻する。ところが、このモデルでは運動が自己組織的な過程の結果として生じるので、実際にどのような性質をもっているかは詳しく調べてみないとわからない。

歩行生成の原理

そこで、いくつかの実験を行った。まず、歩いている途中に身体の一部を押してみた。すると、何歩かはよろよろとしてしまうが、しばらくたつともとの歩行パターンに戻ることができた。もちろん、加える力の大きさには限度があって、大きな力を加えると、ヒトがそうであるように倒れてしまう。次に、緩やかな斜面の上を歩かせてみた。すると、下り坂では自然に大きな歩幅になって勢いよく歩く。ところが、上り坂では歩幅が狭まりゆっくりと歩くようになる。もちろん、これにも限度があって、傾斜が急になれば、転んでしまう。さらに、重りを腰につけて歩かせてみると、ゆっくりと歩くようになる。

こうした実験では、環境の変化に応じた神経系のパラメーターの特異的な変化は、一切行っていない。もちろん、ヒトは環境の変化を事前に察知して、それに応じた対応が可能であるということはいうまでもない。しかし、そうした機構がない場合でも、いわば不確定な環境に対して、ある範囲で柔軟な適応性をもっていることがわかったのである。

環境の変化に対する著しい適応性と柔軟性は、グローバルエントレインメントという原理によって保証されている。つまり、歩行に関連した自発的な活動パターンを生成する能力をもった神経系が、環境と物理的相互作用をしながら動く身体と相互作用した結果として、歩行運動が生成するのである。ここで、神経系のCPGが身体の運動を文字どおり制御しているわけではないという点で、この原理は根本的に従来の制御の原理と異なる。たとえば、実際に歩いているときのCPGの活動と、まったく同じパラメーターで知覚情報の入力がない「擬歩行」のときの活動とを比較してみると、振動数も神経振動子どうしの位相関係なども大きく変化している。つまり、神経系が身体を引き込もうとするのと同時に、身体も神経系を引き込もうとするのである。そうして、相互作用の結果生じた運動は、神経系と身体とが独立に動くと仮定した場合とは質的に異なる状態にあるのだ。これを一般化すると、神経系＝制御系、身体＝被制御系、環境＝外乱というサイバネティクスの基本的な枠組みはもはや成立しなくなるのである。

脳神経系と身体環境系とをあわせた系を一つの力学系と見なすと、歩行の安定性は単純に説明できる。力学系がN個の変数からなるとする。図2－4のように、たとえば、N個のうちのM個の変数が神経系をあらわす変数uで、残りのN－M個の変数が身体を表す変数φ《ファイ》で表されるとする。ある時間の系全体の状態は、N次元空間の一点で表されるから、神経系と身体の状態が同時に変化すると、系全体の状態変化は、N次元空間の一点の運動の軌跡として表現される。「定常歩行」、つまり一定したリズムと歩幅で歩く状態は、N

次元空間での閉じた軌跡に対応する。この軌跡は「リミットサイクル（極限閉周期軌道）」と呼ばれる。そして、軌跡が乱されて「リミットサイクル」から外れてしまった場合に、もとの軌跡に自発的に戻る性質がある場合には「リミットサイクルアトラクター」と呼ばれる（14〜15ページ参照）。外部から力を加えて一時的に運動を乱しても倒れないのが安定な歩行であるから、安定な歩行は力学系の「リミットサイクルアトラクター」の「軌道安定性」として説明できる。一方、「リミットサイクルアトラクター」には「構造安定」という性質がありパラメーターを少々変化させても、運動に質的な変化は生じない。ただ、量的な変化は生じるので、坂道で速く歩いたり、重りをもつとゆっくり歩いたりということがこれで説明できる。

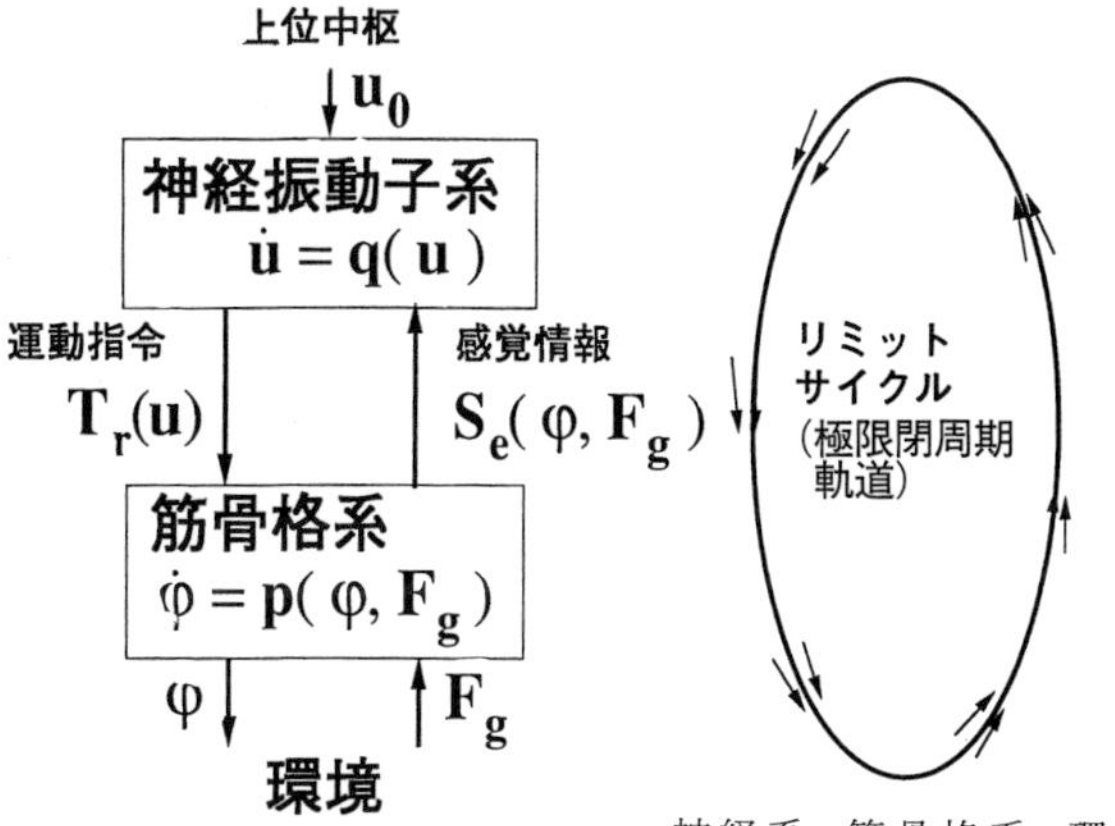

歩行運動生成の原理

神経系、筋骨格系、環境の間でのリズムの引き込み

図2-4　グローバルエントレインメント

「リミットサイクルアトラクター」の安定性には限界がある。大きな外乱を加えたりすれば、軌跡がアトラクターの外に飛び出してしまうため、もはやもとの歩行を生成することはできずに倒れてしまう。しかし、別の安定なアトラクターがある可能性もあって、その場合には別の運動パターンへと変化することになる。したがって、アトラクターの安定性は弱すぎても強すぎても困る。指先で触れただけで転倒してしまったら歩くことは不可能であろうし、どんなに殴っても一定スピードで歩きつづけるようなことは、普通の人間では起こらないであろう。

受動歩行

何の動力もなしに、カタカタと斜面を歩くおもちゃが昔からよく知られている。こうした力学的な機構自体が歩行の本質であるという考え方がある。これは受動歩行と呼ばれ、多くの研究がなされてきた。たとえば、マックギー（McGeer, 1990）は、動力なしの単純化した二足歩行のモデルで、下り坂の斜面での歩行が安定なリミットサイクルになることを理論的に示し、受動歩行するロボットも作った。また、山崎信寿（一九八四）は、ヒトの身体の力学モデルを作って、頭から吊るして振動させると、歩行パターンのような動きが作られることを示した。筋骨格系には固有の振動モードがある。実際の歩行とこの振動モードとのあいだには強い相関があるはずである。脚の短い子どもの歩行のテンポが速いのに対して、身長の大きな成人がゆっくり歩くというのは、経験的にも直感的にも明らかであろう。山崎によれば、恐竜の骨の化石から身体の力学モデルを作ることができれば、恐竜が実際にどのように歩いていたのかがわかるというのである。

こうした受動歩行では、筋骨格系の振り子としての特徴が重要な役割を果たしているが、バネ弾性の特徴も運動生成に何らかの寄与をするはずである。実際に、筋肉と腱の複合体には受動的な弾性があり、ジャンプしたりするときには重要な働きをする。走るという運動はジャンプの連続動作のようなものであるから、この受動弾性が重要である。力学的なエネルギー変換を考えると、位置エネルギー、運動エネルギー、弾性エネルギーをうまく交換することで効率的な走行を実現しているようである。このような受動弾性をうまく使って、ホッピングするロボットが考案された。松岡清利（Matsuoka, 1980）は一本脚でホッピングしながら移動するロボットを作った。ライバート（Raibert, 1986）は一、二、四本脚のホッピングロボットを作り、それらのダイナミックな動作は一世を風靡した。彼のアイディアは、「ジュラシックパーク」という恐竜の映画にも応用されたそうである。

これらのロボットでは、運動の駆動力に受動的な弾性が使われているが、受動歩行のようにまったく制御をかけないわけではなく、バランスや運動の速度を保つようなフィードバックをかけて、運動を安定化している。興味深いことに、一本脚のほうが二本脚より制御が簡単である。というのは、自由度が少ないほうが制御系を単純に作ることができるからである。

身体自体が振り子やバネとしての特性をもつことは、脳神経系と身体環境系のグローバルエントレインメントを実現するための必要条件である。振り子やバネは一種の非線形振動子ともとらえられる。脳神経系も身体も非線形振動子から構成されていると考えれば、グローバルエントレインメントが起こるのは、ごく自然なことなのである。

走り出した歩行モデル

神経振動子から構成される歩行モデルのCPGは、主に脊髄の機構をあらわしていると考えられるが、CPG全体の活動を非特異的に変化させる定常入力のパラメーターは、中脳歩行誘発野に対応していると考えられる。そこで、このパラメーターを次第に大きくしていくとどうなるであろうか。すると、神経振動子の出力する活動の振幅が次第に大きく

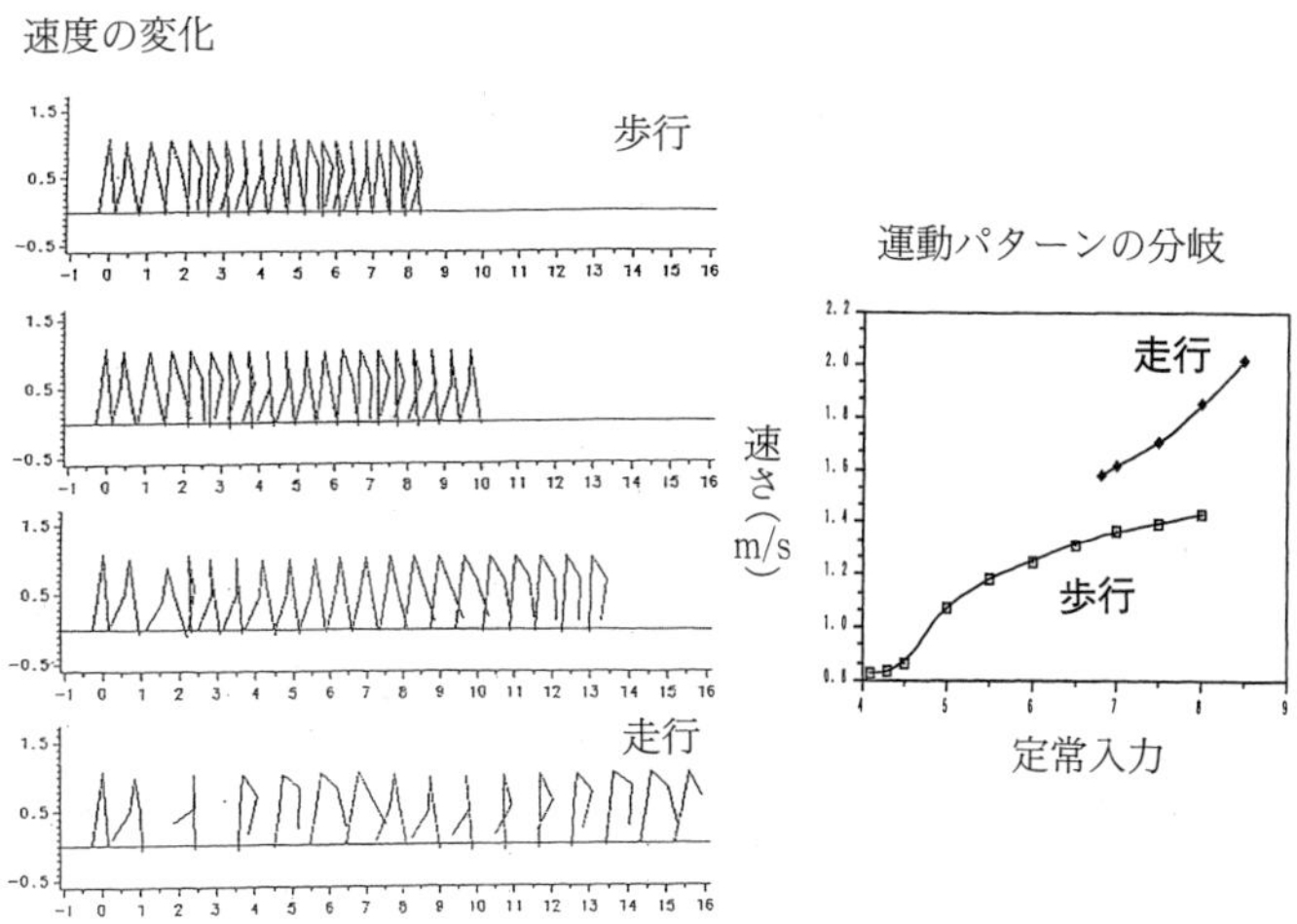

図2-5　走行パターンの生成 (Taga et al. 1991より)

なり、それに応じて歩行速度が速くなった。そのパラメーターをさらに大きくしていくと、驚くことに、走り始めたのである(図2-5)。

ヒトでの歩行と走行との違いは、少なくとも一方の脚が着地しているかどうかで定義することができる。つまり、歩行では、片足で立っている瞬間と両足で立っている瞬間とを交互に繰り返すが、走行では、片足で立っている瞬間と宙に浮いている瞬間とを交互に繰り返す。シミュレーションの結果は、明らかにこの二つの運動パターンの違いを示したのである。もう一つ面白いことは、定常入力を変化させる方向によって、パターンの変化が起きるパラメーターの値が変わるということである。つまり、歩いている状態から速度を速めた場合と、走っている状態から速度を遅くした場合とで、パターンの転移点が違うのである。これは、「ヒステリシス」と呼ばれている。

この結果は、モデルには歩行と走行という二つの安定なリミットサイクルアトラクターがあることを示している。そして、定常入力という制御パラメーターを変化させると一方が安定化し一方が不安定化する。そして、二つの安定なパターンの転移点の近くでは、二つのアトラクターが共存している。そして、重要なことは、二つの運動パターンがCPGから構成される脳神経系と身体環境系との相互作用の結果として自己組織的にあらわれるものであることだ。このとき、脳神経系での明示的なパターンの表象のようなものは必ずしも必要ではない。

こうした運動パターンの変化が、ケルソーが主張するような、シナジェティクスにおける非平衡相転移現象かどうかはじつはよくわからない。ハーケンのスレイビング原理によれば、微視的には膨大な数の要素が速い時間スケールで変動していて、それが巨視的に遅い時間スケールの運動としてあらわれる。そして、巨視的な系全体に作用する制御パラメーターを変化させると、それらが個々の微視的な要素の運動に変化を及ぼすことで系全体を不安定化させ、ふたたびスレイビング原理が働いて異なるパターンの運動が出現するということになる。歩行モデルでは、明示的にこの大自由度の微視的要素を扱っていない。しかも、脳神経系と身体環境系とは同じ時間スケールで運動すると仮定されている。少数自由度の非線形力学系は一般に多数のアトラクターをもち、アトラクターのあいだの状態遷移は制御パラメーターによって生じる。これは、分岐（bifurcation）と呼ばれている。われわれはこのモデルで生じた歩行と走行とのパターンの変化を分岐現象として説明することができる。もちろん、脳も身体も微視的な部分にまで分け入れば、膨大な数の要素がうごめいているはずだ。そして、スレイビング原理の結果として現れた秩序変数の動力学に対応するものがモデル化されていると考えれば、運動パターンの分岐は非平衡相転移なのかもしれない。しかし、特定の運動パターンが不安定化して別の運動パターンに変化する過程は、微視的な要素の運動の不安定化と強く関係はしていないかもしれない。したがって、厳密な意味では運動パターンの変化が非平衡相転移なのか分岐なのかは未解決の問題なのである。

歩行パターンとエネルギー消費

なぜ、移動運動するときに、ヒトは歩くというパターンと走るという異なるパターンの運動を使い分けるのだろうか。その説明の一つとしては、エネルギー効率の問題がある。実際にヒトで酸素消費量を計測し、歩行と走行とで単位時間または単位距離あたりの酸素消費量を比べてみると、ある移動速度を超えると走行よりも歩行のほうがより多くのエネルギーを消費することが知られている。つまり、ある速度を超えると歩くよりも走るほうが楽なのだ。

ネコ、イヌ、ウマなどの四足歩行動物には、速度に応じてウォーク、トロット、ギャロップという三種類のパターンが知られている。ホイトとテーラー（Hoyt & Taylor, 1981）は、競争馬を酸素消費量を計測するためのマスクをつけて流れベルトの上で歩いたり走ったりできるように調教した。このとき、流れベルトの速さをいろいろと変えて運動させるのだが、運動パターンをウマに選ばせるのではなく、実験者が調教によってウマに指示できるようにした。そして、速度を変えたときの単位距離あたりの酸素消費量をプロットしたところ、ウォーク、トロット、ギャロップの三種類のパターンのそれぞれについて、ある速度で最小値をもつような美しい曲線になることを見つけた。もちろん、単位時間あたりの酸素消費量は速度にほぼ比例して大きくなるのだが、それを距離で規格化すると、その最小値は三種類のどの運動パターンをとってもあまり大きな違いはなかった。さらに、自然な条件でウマが運動しているとき、どのパターンをとっているかを観察してみると、三種類のそれぞれのエネルギー消費の最小値のところで動いていることが多いことも明らかになった。

これらの実験は、運動パターンがエネルギー最小の原理に基づいて生成されていることを示している。そして、生物がある運動の目的を達成するときに、無数にありうる運動軌跡のなかから特定の運動軌跡を選ぶために、エネルギーのような量の最適化を行っていることを正当化しているように思える。あるいは、運動を制御する神経系が何らかの最適化計算をやっていることを示唆しているようにも見える。しかし、私は基本的な運動パターンの生成は、まず脳神経系や身体の非線形力学によって決まるのではないかと考えている。たとえば、ヒトの場合、歩行と走行との違いは、主に身体の動力学がもっている振り子とバネの性質の違いを反映している。そして、運動の速度に応じてどちらの性質が利用されるかは、そのダイナミクス自体によって自然に決まるもので、エネルギー最適化によってどちらかが選ばれているわけではないと考えられる。非常に速い速度のときには歩行は単に不可能になってしまい、走行パターンが自然に生じるのだ。パターンの選択が起こるとすれば、どちらのパターンも可能な転移点のまわりであろう。そのときは、エネルギー効率がよりよいほうのパターンを選択するような機構が働いてしかるべきである。したがって、多様な運動パターンの生成は、脳神経と身体との相互作用の結果として自己組織的に生じるに違いない。もし、ある特定のパターンの運動を繰り返しする場合には、できるだけエネルギー効率のよいようにその運動を洗練したり、同じ目標のためにはどちらの運動パターンでもよいときには、楽なほうを選ぶということが起こるに違いない。

神経振動子とロボティクス

神経振動子からなる神経回路網モデルで動くロボットを作ろうという試みも徐々に増えてきている。矢野雅文らは、昆虫型のロボットの動きを神経振動子で生成し、脚のモーターからの荷重情報を用いて、速度に応じて歩行パターンが自律的に変化することを示した。木村浩ら（Kimura et al., 1998）は、神経振動子で駆動される四足歩行ロボットを構築し、グローバルエントレインメントの原理によって不整地などでも動的かつ安定な歩行が可能であることを示した。ウィリアムソン（Williamson, 1998）は、ヒューマノイドロボットの腕の制御に神経振動子を用いて、ドラムをたたいたり、鋸で物を切ったりというような周期的な動作のデモを行った。近い将来、神経振動子で歩く二足歩行ロボットも作られるに違いない。

2　ヒトの歩行の再現

制御できない自由度

これまで一つの歩行モデルだけでかなり多くのことを主張してきた。しかし、特定のモデルは複雑なヒトの脳神経系や身体の実体を特定の方法で単純化したものであるから、誤った単純化をしているかもしれない、という懐疑論はつねにわきあがってくる可能性をもっている。脳神経系については、特にヒトの場合、何十億もある個々のニューロンの特性や神経回路網のすべての詳細を知ることは原理的に不可能であるという制約がある。しかし、筋骨格系は「その気になれば」より実体に近い複雑なモデルを作ることができる。

前に述べた歩行モデルの筋骨格系は著しく単純化したものであったが、じつは理論的にその重要性を無視できない単純化があった。それは、足部のセグメントを省略し足関節は地面との接地点のまわりで生じるという仮定である。実際には足部を一つのセグメントとすると足関節のトルクは下腿と足部とをつなぐ足関節で生じ、足部と地面とは単に接触しているだけである。その接触点ではトルクを生じさせることはできない。この点のことをブコブラトビッチらは不可制御自由度（uncontrolable degrees of freedom）と呼んだ(Vukovratovic & Stokic, 1975)。これは、その点のまわりのセグメントの運動をその点のまわりのトルクで制御できないという意味である。この不可制御自由度の存在こそ、歩行の力学的な不安定性を理論的に表し、工学的な実現を難しくしている原因の一つなのである。

実際には、足部は地面と面で接触するから、足部が地面から受ける反力を合成した力の作用点として、この点を定義することもでき、ゼロモーメントポイント（ＺＭＰ）と呼ばれることもある。身体を構成するセグメントのすべてをあらかじめ計画しても、ＺＭＰの運動は地面との相互作用によって初めて決まるので、完全にフィードフォーワード制御することはできない。しかも、ＺＭＰの運動が系全体の安定性を決めてしまうのである。このことは、リアルタイムにこの自由度の動きを監視しながら、他の関節の自由度の動きによって、ZMPの動きを補償しなければならないことを意味している。この問題は、ホンダの歩行ロボットが実際に歩いているのを見ればわかるように、伝統的な制御理論を用いれば解決可能な問題である。しかし、本当にヒトの脳神経系がそれとまったく同じような方法で歩行を生成しているとは、これまでの議論で見てきたように到底考えられない。とすれば、この不可制御自由度をもったモデルでグローバルエントレインメントによる歩行生成を示す必要がある。

そこで、足部のセグメントを含めた三つのセグメントから一本の脚が構成されると仮定し、さらに、上体と腰部のセグメントを仮定し、計八セグメントの筋骨格系にモデルを拡張した（多賀、一九九四；Taga, 1995a）。ただし、運動は今回も矢状面の二次元のみを考える。それにあわせて、神経系のモデルも変更を加えた。第一に、ZMPと身体の重心を結ぶベクトルの向きが知覚情報をもとにわかると仮定した。それを利用して現在の状態が片脚支持期なのか、両脚支持期なのかといった歩行に関するおおまかな位相情報を得て、それを個々の神経振動子へ入力するとともに、知覚入力や運動出力などの大きさの係数を位相に応じて変化させる機構を与えた。第二に、屈筋と伸筋の交互の活動による脚の周期的な運動を生成するＣＰＧとは独立に、屈筋と伸筋の同時活動による姿勢の維持を担う「姿勢制御系」を仮定した。姿勢制御系は、「インピーダンス制御」と呼ばれるものに似た働きをする。つまり、状況に応じて関節の粘弾性を変化させるのである。下肢の関節は、立脚期にはある程度硬くして荷重を支え、遊脚期には柔らかく自由にしておくことが必要である。また、上体は歩行中、絶対空間に対してある範囲で一定の角度を保つことが必要である。姿勢制御系はこうした調節をＣＰＧが生成する周期的な活動にあわせて行うのである（図２－６）。

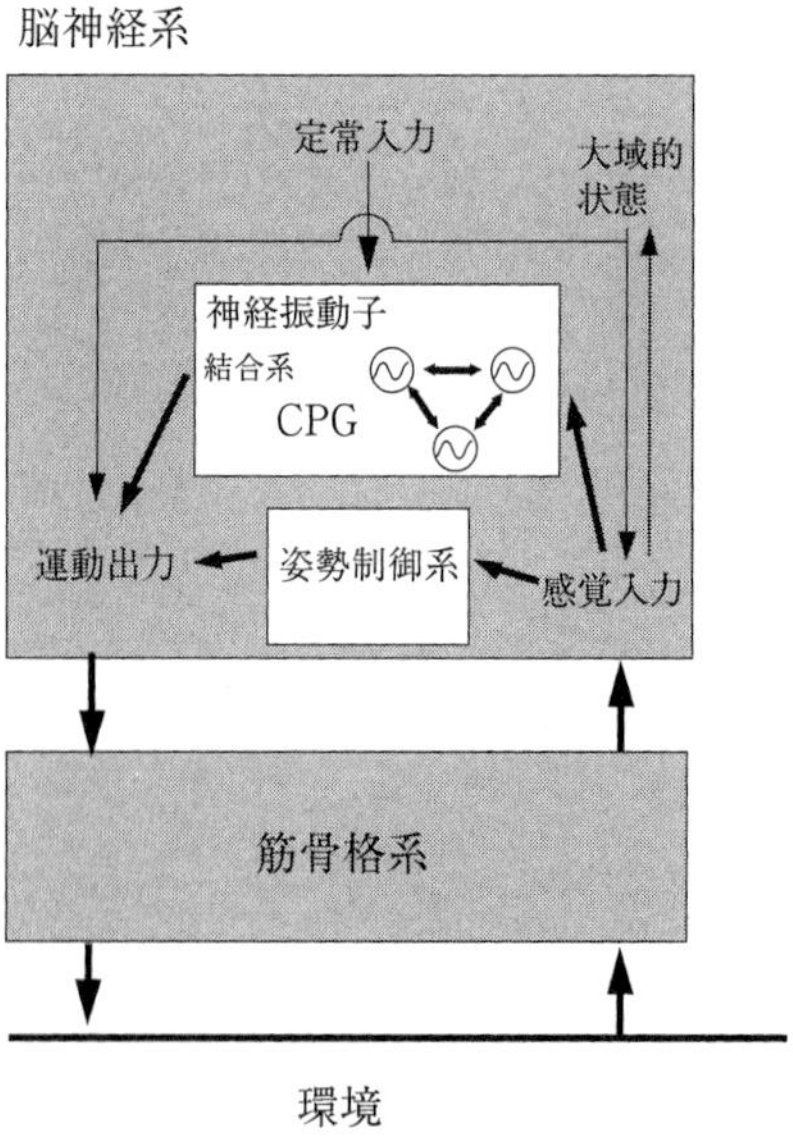

図２－６　ヒト歩行モデル（Taga 1995a より）

計算機シミュレーションを行った結果、今度のモデルでも、グローバルエントレインメントによる安定な歩行を生成できることが明らかになった。このモデルは、関節角度、関

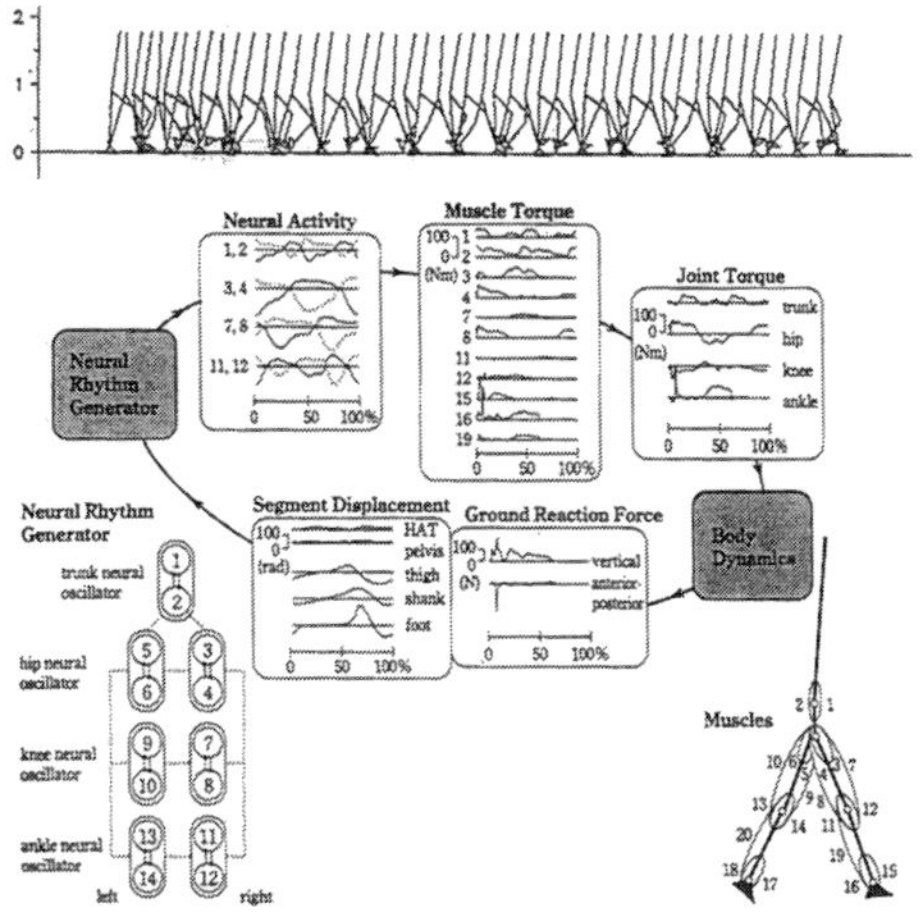

図2-7　ヒト歩行の生成（Taga 1995a より）

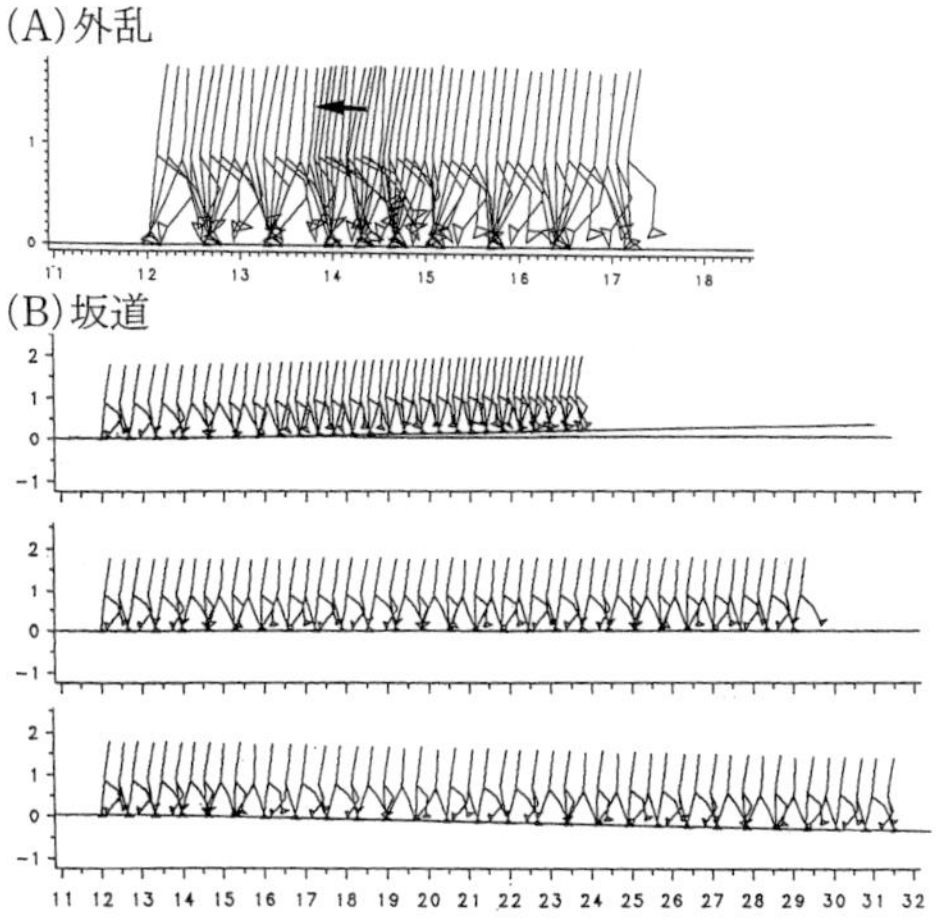

図2-8　環境変化に対するリアルタイムの適応（Taga 1995b より）

節トルク、床反力、筋活動パターンなど実際のヒトの歩行計測で得られるほとんどすべての量とシミュレーションの結果とを比較検討できる（図2－7）。そして、定性的にはかなり一致した振る舞いを再現できることがわかったのである。つまり、本質的にほぼヒトと同様の身体モデルで、ヒトと同様の歩行が生成できたのである。もちろん、ヒトとそっくりの歩行を再現しようとすれば、逆ダイナミクス法という計算方法を用いて、実際に計測した関節角度や床反力から、関節で生じたトルクを推定することができる。そして、神経系が何らかの方法でこのトルクを作ったと仮定すれば、歩行が原理的に再現できることには論理的に何の不思議もない。しかし、ここでは、そうした関数計算をすることなく、神経振動子を基本にした神経回路網を基本にして、ヒトの歩行がいわば自己組織的に生成できることがわかったのである。

また、歩行時に外乱を加えたり、路面を変化させたりというような、ある範囲の不確定な環境の変化に対して、自律的に安定な歩行を生成することもわかった（Taga, 1995b）（図2－8）。

歩行はゆらいでいる

これまでのところ、一定の周期と歩幅で歩く定常歩行の生成とその状態から環境変化などによって外れた場合などの問題について述べてきた。そして、定常歩行はリミットサイクルアトラクターであるという主張をしてきた。しかし、現実にヒトが定常歩行を行うときには周期は厳密に一定ではない。じつはその「ゆらぎ」には興味深い性質がある。

ゆらぎの性質を調べる常套手段はフーリエ解析である。つまり、時系列がさまざまな周波数の波の重ね合わせとして表現できると仮定し、時系列のフーリエ分解を行うのである。そして、それぞれの周波数成分の振幅の2乗のパワースペクトルを見れば、時系列がもつ統計的な性質がわかる。もし、時系列が特定の周波数をもつような変化をすれば、パワースペクトルには鋭いピークが立つ。まったくでたらめの白色ノイズの場合は、特定の周波数成分がないので、パワースペクトルは連続で平坦になる。これ以外に、スペクトルが周波数の逆数に比例するような場合は、1／fゆらぎと呼ばれる。現象としては、1／fゆらぎはフラクタルと関連している。フラクタルの大きな特徴は、さまざまな時間スケールの運動がなされるという点であり、時系列をいろいろな時間の倍率で観察すると同じようなゆらぎのパターンが見える。一方、カオス力学系によって作られた時系列は、一般には連続したパワースペクトルのパターンを示すが、そのなかで特定の力学系は1／f型のスペクトルをもつことがある。このようなゆらぎは、さまざまな物理系や生体系で見られるため、その発生機構や生体での機能的意義などについてこれまで多くの議論がなされてきた。

ハウスドルフ（Hausdorff, 1995）らは、被験者に一定の速度で歩かせたときの歩行周期を計測し、周期の変化に関する解析を行った。時系列のパワースペクトルを調べたところ1／fゆらぎになっていることを見つけた。さらに、彼らは高齢者やハンチントン病の患者で同様の計測を行い、ゆらぎが白色ノイズのような性質をもっていることを明らかにした。政二慶と山本義春は、1／fゆらぎが、健常者が流れベルト上を一定の速度で歩いているときにも見られることを見つけた。このような実験によれば、定常歩行には1／fゆらぎがあり、老化や疾病によってそのゆらぎが白色ノイズになるという一般化ができそうである。

ゆらぎについては、心拍に関して膨大な研究がある。アクセルロッドら（Akselrod et al., 1981）は健常人の心拍のパワースペクトルに、○・一Hz前後と○・三Hz前後にピークをもつことを発見し、これらは血圧、呼吸、神経支配など他の系との相互作用によって生じていると考えた。武者利光ら（Kobayashi & Musha, 1982）は、同様な解析をして、二つのピーク以外は全体としては1／f型のゆらぎの分布をとっていることを見つけた。つまり、心拍の非周期的な成分は1／fゆらぎになっているのである。その後、このような特徴的なゆらぎは、心臓病患者や老人で少ないこと、発達過程では未熟児から新生児の時期にかけてあらわれることなど、興味深い報告が続々となされている。

定常歩行に生じるゆらぎの機構は大変複雑である。歩行は神経系および身体環境系といろさまざまな系の相互作用の結果生じる現象であり、それぞれの局所的な部分でゆらぎやノイズが生成されるかもしれないからである。たとえば、筋肉は一定の力をだそうとしてもそうすることは難しくつねにゆらいでいる。脚が衝突する地面でも、凸凹があってそれがゆらぎを生み出しているかもしれない。ただ、脳神経系の異常や老化などによってゆらぎの性質が大きく変わる事実は、脳神経系自体のゆらぎがより大きく関わっていることを示唆する。私も、歩行モデルのさまざまな場所に白色ノイズを加えてみたが、神経振動子全体の位相に強く影響を及ぼす入力に白色ノイズを加えたときだけゆらぎの成長が見られた。ただ、問題をいっそう複雑にしているのは、歩行モデルのように決定論的な方程式をもつ系でも、カオスが発生し、連続なパワースペクトルをもつようなゆらぎを作る可能性があることである（Taga, 1994）。時系列の乱雑さの機構を突き詰めていくと、決定論的な世界と確率論的な世界という二つの顔が見えてしまうのである。

もう一つの本質的な問題は、ゆらぎの解析が定常状態でなされているという前提である。歩行周期は、できるだけ一定にするという条件で測られるし、心拍にしても覚醒状態や運動状態を一定にした条件が基本である。そして、その定常性が成り立った条件でゆらぎの統計的な解析が可能になる。ほとんど定常性が成り立たないかもしれないような現実の条件でこうしたゆらぎが生体にとって機能的意義をもつかどうかという問題は、今後の研究を待たねばならないであろう。

ヒトの脊髄にCPGは存在するか

私がヒトの歩行モデルを作り始めたころには、ヒトの脊髄にCPGがあり歩行の生成を担っていることを示す確かな証拠はあまりなかった。ところが、何年か前から、脊髄損傷患者の研究をはじめとして、脊髄のCPGの存在を直接示唆するような報告がなされるようになった。

I章（8ページ）でもすでに紹介したように、キャランシーら（Calancie et al., 1994）

は、慢性期の脊髄損傷者で、歩行に似た下肢のステッピング動作が自分の意志とは無関係に生じるという症例を報告した。これは何らかの原因によって、脊髄のＣＰＧが活性化されリズミックな活動が生じたものと考えられた。

脊髄損傷者のリハビリテーションを行う目的で、ディーツら（Dietz et al., 1994）は大胆な試みを始めた。患者の上体を牽引しながら、流れベルトの上を歩かせる訓練を行ったところ、歩行のような運動を誘発できることを示したのである。

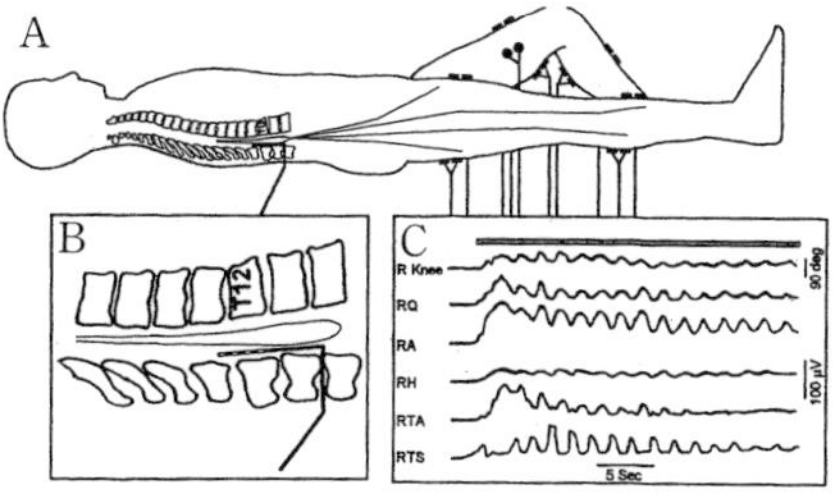

図2-9　ヒトのCPGの発見
(Dimitrijevic et al. 1998 より)

これは、いわば除脳ネコを流れベルトの上で歩かせる実験に対比させることができる。この場合、ネコの歩行誘発野の刺激に相当するものはないので、流れベルトの動きによって脚が受動的に動かされ、それによって生じた末梢の感覚入力が脊髄のＣＰＧの活動を誘発すると考えられた。ただ、流れベルトが動いていないときに、脊髄が自発的に周期的活動をしているわけではないので、単なる反射の連鎖によって歩行様の運動が生じているという可能性もあり、これだけではＣＰＧの存在を証明することにはならない。

しかし、ディミトリジェヴィッチら（Dimitrijevic et al., 1998）は、より決定的な証拠を報告した。図2－9に示すように、脊髄損傷者の脊椎に電極を挿入し、硬膜外刺激を行うことで歩行様の運動を誘発することに成功したのである。このとき、第二腰髄の片側を刺激すると片側の脚のステッピングが誘発できるが、両側を同時に刺激した場合には、左右交互のステッピングが誘発できたという。この結果は、脊髄のかなり局所的な部分に神経振動子が存在し、その活動を局所的に誘発できることを示している。そして、それらの神経振動子のネットワークとしてCPGが構成されることを示唆している。これは、歩行モデルの仮定とまったく同じである。

このようなヒトの歩行の脊髄レベルの機構をより詳しく調べ、将来的には脊髄損傷者のリハビリテーションを確立するという目的で、中澤公孝らはディーツらの方法を改良した歩行訓練マシンを開発している。特に工夫されているのは、上体を牽引している力を調節することで、脚への荷重を変化させられる点である。ディーツらのヒトの研究やネコなどの動物実験で、繰り返し訓練することによってステッピングのパフォーマンスが向上すること、そして特に荷重に関する感覚入力が重要な役割を果たしていることが報告されている。こうした研究によって、将来的には脊髄損傷者が歩行を取り戻すことができるようになる日が来るかもしれない。

ただ、それには多くのハードルが残されている。ヒトの二足歩行はCPGによるリズム生成だけでは不十分で、姿勢の制御など他の機構との統合があって初めて可能になるものだからである。歩行モデルでのグローバルエントレインメントの状態も、上体の姿勢の保持、関節の粘弾性の変化、神経振動子間の結合の調整、感覚入力の調整など、多くの機構が必要条件となっている。それらの機構すべてを脊髄だけで行うことは難しいので、小脳や大脳と脊髄との相互作用が不可欠である。流れベルトの上で牽引されながら周期的に脚を動かすという特定の運動のパフォーマンスは脊髄だけでも上昇するかもしれないが、それが現実の場面で歩くのに有効かどうかは慎重に考える必要がある。素朴な意味では、運動は意志によって生じるはずだ。しかし、CPGのように自分の意志とは独立に働くかもしれない神経回路網と、歩きたいという意志とをどのようにつなげたらよいのかという根本的な問題が残されている。

病的歩行

運動の生成に関連する脳神経系の一部に何らかの障害が発生すると、それは歩行パターンの変化となってあらわれる。脳卒中によって大脳皮質の特定の部分に障害が起こると、その部分が担当している手足の部分に麻痺が生じる。たとえば、右側の大脳皮質の脚に関わる部分に障害があると、左脚が麻痺した状態になる。それに応じて歩行パターンも変化し、場合によっては歩けなくなってしまう。小脳に障害があると一般に非常に不安定な歩行になる。その原因の一つは、姿勢制御の不安定化である。静的な姿勢の維持が不安定になると、動的な歩行の生成にも影響を与える。もう一つの原因として考えられるのは、運動パターンが不安定化し、多数の関節の協調した動きが損なわれることである。高齢者に多いパーキンソン病の場合、きわめて特徴的な歩行パターンが見られる。小刻み歩行と呼ばれるように、極端に歩幅の小さい歩き方になるのである。パーキンソン病は大脳基底核の障害であるが、大脳基底核は中脳歩行誘発野の上位にあたるので、歩行の開始や停止、歩行速度の調節などを担っていると考えられる。パーキンソン病で見られる障害は、すべてこうした機能に関連している。

歩行モデルで、これらの病的な歩行パターンを説明するのは難しいことではない。正常に歩いている状態のパラメーターなどを部分的に壊してみればよいからである。実際、脳卒中の片麻痺様の歩行、小脳障害のような不安定な歩行、パーキンソン病のような小刻み歩行などを再現することができる（多賀、一九九六）。このことは、逆に歩行モデルの正しさを裏付けている。しかし、それ以上に重要なことは、システムの一部を壊しても、全体としては歩行を維持しようとする傾向があることである。このことは、歩行のリハビリテーションに重要な示唆を与える。正しい歩き方というのは、健常者のものであって、それを障害者に強制するのは必ずしもよくないのではないかということである。部分的な障害があれば、その拘束条件のもとで、歩行パターンが自己組織的に生成されるからである。

3　合目的性と自己組織性

失敗する自己組織系

これまでの議論で、私がデザインした歩行モデルが、ヒトの歩行の生成の基本的な部分の解明に寄与したことがわかるであろう。そして、そこで示された運動制御の原理は、古典的な運動制御の概念とはかなりかけ離れたものであった。古典的な考えに従えば、運動を行う前には何か目的が必要である。目的を遂行するために、ある運動が計画され、身体の各部分の運動軌跡が決められる。運動軌跡は一意に決まらない場合が普通なので、何らかの最適化を行って一番良い解を選択する。それを実現するための筋肉への指令が作られ、実際に動いた結果、目標との誤差がある場合には運動指令を修正するというものである。これに対して、自己組織的に運動を生成する場合、運動軌跡に関する明示的な計画は存在しない。脳神経系も身体も環境も、すべては対等な系としてとらえられ、それぞれは自律的に動こうとする。そして、グローバルエントレインメントを通じて、ある範囲の不確定な環境の変化にまで適応した運動がリアルタイムに生成する。

歩行モデルが示したことは、古典的な自己組織の考えからも一歩踏み出している。自己組織系の理論では、まず要素が均一で、しかもそれらに対する拘束条件は一定であるのが普通である。これに対して、歩行モデルでは、神経系と身体のようにヘテロな系が相互作用している。また、環境を一種の拘束条件と見なせば、これはもはや一定ではありえない。そして、何よりも決定的に違うのは、失敗ということの有無である。歩行モデルは転ぶ。しかし、流体系や化学反応系に見られるようなパターン生成には失敗というものが存在するだろうか。これは、単なる解釈の問題であるという反論を受けるかもしれないが、生命現象をモデル化する作業にとってこの点は、大きな分岐点なのだ。単なる外部観測者として系をモデル化するだけであれば、モデル化されたものは単なる物理系と変わらない。ここに、デザインということの意味がある。自分の行為に何らかの目的や責任をもった行為者としての立場から記述するのでなければ、冒頭に述べたような脳と身体にまつわる主体性の問題に切り込んでいくことは難しいし、生命的緊張感を表出することはできない。系が失敗するというのは、こうした問題を扱う上での必要条件になっていると考えられる。

それでは、古典的な運動制御論ではなく自己組織的なシステムをデザインするという立場から研究を進めていけば、運動の意図や計画の問題にも迫ることができるのだろうか。ここではまず、神経機構としてより運動計画や意図に深く関わっていると考えられてきた小脳や大脳の働きについて述べる。そして、自己組織的に基本的な歩行を生成するモデルを拡張して、目的遂行型の運動を行うことができるかどうかという問題を考える。

小脳と歩行

ヒトは小脳に障害があると歩行が不安定化したり困難になったりすることから、小脳が重要な役割を果たしていることは間違いない。ネコでは、いくつかの興味深い生理学的研究がなされている。アーシャフスキーら（Arshavsky, Gelfand & Orlovsky, 1984）は小脳自体は、歩行に関連するリズムを作ることはなく、脊髄のＣＰＧの出力や四肢からの体性感覚情報を入力として受け取っていることを明らかにした。彼らは、小脳がそうした膨大な情報を圧縮して、適切な運動生成を実現するのに役立てていると推測した。これは非常に魅力的な考えであるが、その後こうした観点の研究はあまりなされていないようである。

柳原大ら（Yanagihara et al.,1993）は、ネコを四個の独立して動く流れベルトの上で歩かせるよう訓練した後、一個の流れベルトの速度だけを急に変えたとき、始めは乱れた歩行パターンになるが次第に適応して、安定な歩行パターンを作るようになることを示した。さらに、この適応に小脳の特定の部位の可塑性が不可欠であることを示した。これを理論的に考えると、歩行のリミットサイクルアトラクターの構造安定性が破れたときに、安定性を回復するようにパラメーターを変化させる過程を小脳が担っていると解釈できる。運動パターンが不安定化したとき、意識的に運動パターンを補正するような過程がこの適応過程に必要なのか、それとも、小脳の回路内部でいわば無意識に安定化が進むのかは、わかっていない。

大脳皮質運動野と歩行

ヒトでは、大脳皮質運動野に障害があると麻痺が起こり歩行も困難になる。しかし、前に述べたように、ネコは除脳しても歩くことができる。大脳基底核や小脳が正常に働いていれば、一見普通のネコと変わらない歩行が可能である。ところが、梯子の上を伝って歩いたり、障害物をかわしながら歩いたりするような運動はできなくなることが知られている。つまり、視覚と運動の微妙な協調を要するような運動には大脳皮質が必須である。ドルー（Drew, 1988）は、ネコが流れベルトの上で障害物を回避しながら歩いているときの、大脳皮質運動野の神経活動を記録し、この部分が、基本的な歩行パターンの修飾をしていることを明らかにした（図2－

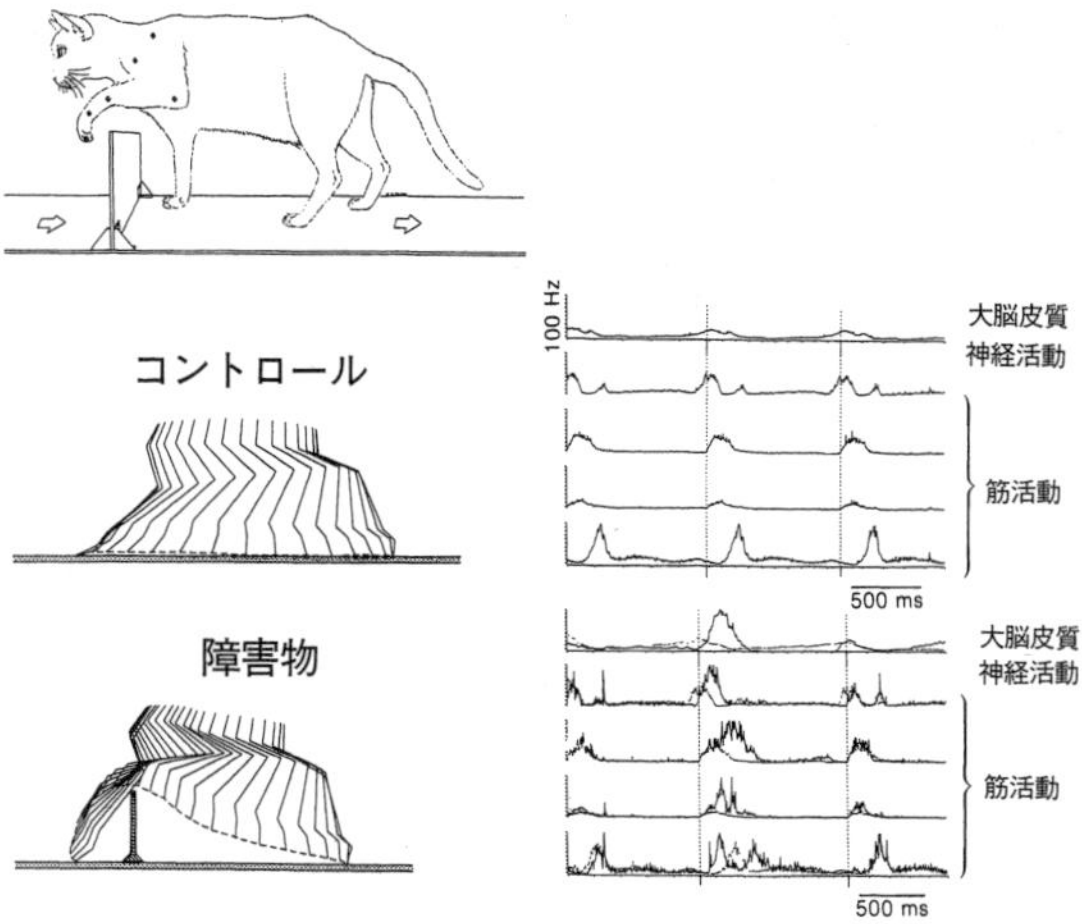

図2-10　障害物回避歩行中のネコの大脳皮質の活動
(Drew 1988 より)

10)。

それでは、大脳皮質では、視覚情報に基づいて運動軌跡の計画をどのように行っているのだろうか。この問題を複雑にしているのは、運動の生成の進行中に運動軌道がリアルタイムで修正されることである。基本的な歩行パターンは皮質下で自己組織的に生成されている。そうした機構で生成されつつある運動軌跡を目的に応じて正確に修正するのは、どのような機構によって実現されているのだろうか。

こうした運動を古典的な運動制御理論で説明するとすれば、運動中にあらかじめ決めておいた軌道軌跡をリアルタイムで修正しながら実行することが必要になる。あるいは、あらかじめ可能な運動の修正パターンを用意しておき、必要に応じて目標とする運動軌跡を切り替えて、それを実行するという方法も考えられる。しかし、繰り返し述べてきたように、基本的な歩行の生成は脳と身体の非線形力学から結果として生じるものである。ここに、自己組織的なパターン生成ということと、目的遂行型の運動生成ということのあいだにどのように折り合いをつけたらよいのかという新しい問題が生じるのである。

障害物回避モデル

そこで、私は二足歩行モデルを拡張して、歩行中に任意の場所に任意の高さの障害物が現れ、それを片足ずつまたいで、歩きつづけるという課題を検討した（Taga, 1998）。視覚情報自体を扱うのは大変なので、歩行中に障害物に近づいて、それをまたぐ直前の一歩までに、障害物と自分との距離、障害物の高さが得られると仮定した。これらの知覚の問題は次の節で扱う。もし、そのまま歩いたら障害物に衝突してしまうような状況で、障害物へ近づく直前の歩幅を調整し、障害物をまたぐときに脚を振り上げる高さを変化させることが必要である。歩幅の一時的な調整に関しては、特定の筋の出力のゲインの変化を仮定した。また、障害物をまたぐのに必要な信号は、特定の筋の活動を変化させるような単純な矩形波として与えられるとし、CPGの活動が特定の位相状態にあるときに発生すると仮定した。たとえば、立脚期にある脚で障害物を越えようとしても不可能なので、遊脚期にタイミングよく運動を修飾する必要がある。このような働きを行う系を「一過的運動制御系」と名付けた。要するに、一過的運動制御系は障害物に関する視覚情報とリズム生成系の活動に関する情報とを同時に受け取って、それらのあいだに適切な関係があるときに、進行中の基本的な運動が調整されるようなはたらきをする。この仕組みで、自己組織

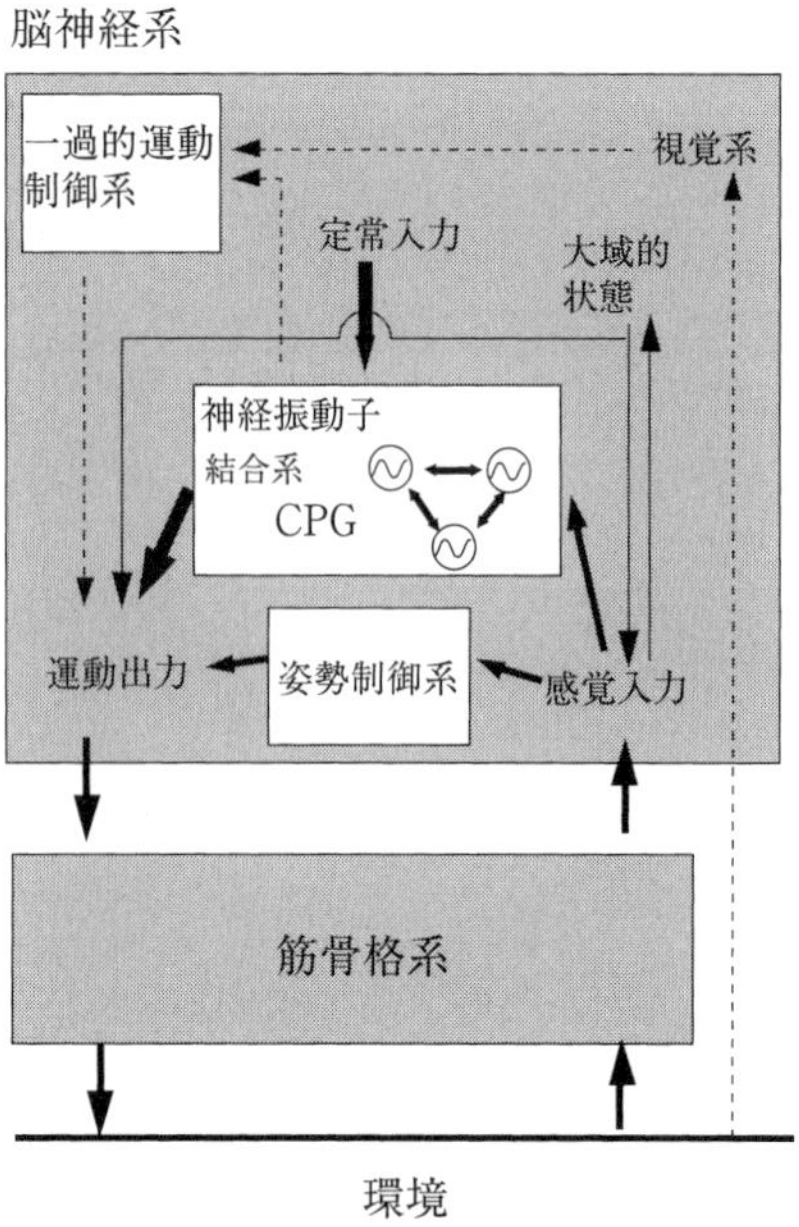

図2-11　ヒトの歩行中の障害物回避モデル（Taga 1998 より）

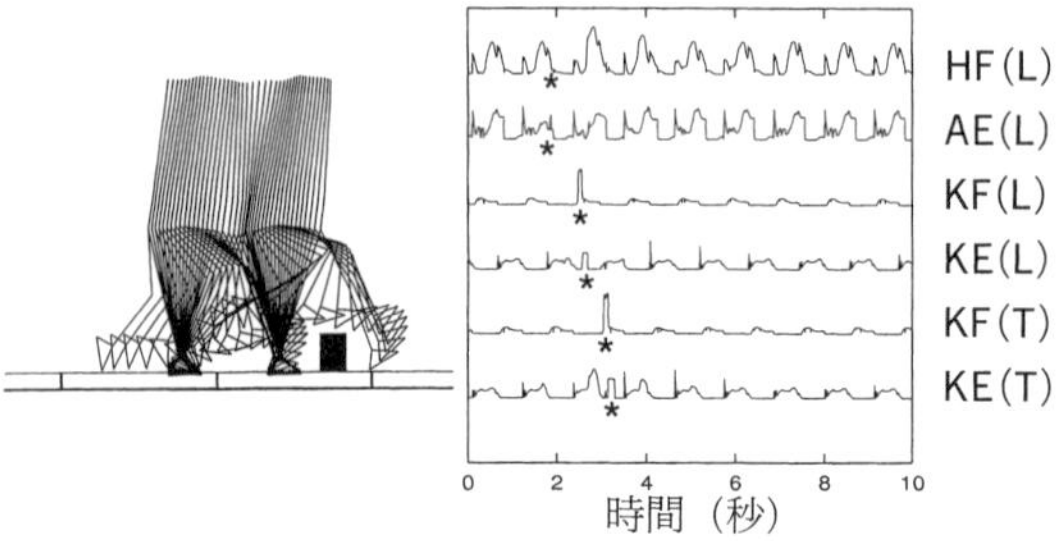

図2-12　障害物を回避するときの歩行パターン（Taga 1998 より）
H：股関節、K：膝関節、A：足関節、
F：屈筋、E：伸筋、L：障害物を先に
越える脚、T：障害物を後に越える脚

的な運動生成と目的遂行的な運動の調節とのあいだの折り合いをつけるのである（図2－11）。

シミュレーションの結果、図2－12に示すように、障害物に応じて、歩幅や遊脚の軌道が速やかに変化し、転倒せずに障害物を越えられることがわかった。ここで重要なことは、環境からの刺激に始まり運動の生成に終わるという一方的な情報の流れでなく、環境と神経系とのあいだの双方的な情報の流れが、運動生成に本質的であることだ。歩行の基本的な生成に関わる神経系は自律的なダイナミクスをもつため、その要素のすべての振る舞いをあらかじめ決定することは不可能である。したがって、自己組織的な神経系のダイナミクスを利用しながら、目的にあった運動を生成するように系の振る舞いを拘束するという方法が、自然な戦略だと考えられる。

過渡状態の制御

歩行モデルでは、定常歩行は安定な非線形力学のアトラクターの状態として実現されているが、障害物を回避するとき、そのアトラクターから一時的に離れ、障害物を越えた後で、ふたたびもとのアトラクターの状態に戻る。この過程で、二つの条件が必要である。

一つは、アトラクターから離れるときに、障害物をかわすという目的を満たすような軌跡を作ることである。もう一つは、アトラクターに戻るときに、できるだけ過渡状態にならず、すばやく戻ることである。障害物を越えた後で、歩行が不安定化して転倒してしまうということもあり得るからである。実際にモデルでは、ある程度試行錯誤を行って、こうした条件を満たすようなパラメーターを選んでいる。このように、過渡状態をいかにうまく制御するかは重要な問題である。

たとえば、川原で不規則に並んだ石の上を伝って歩くとき、一歩一歩精密に歩幅を調整しなければならない。このような場合には、歩行のリズムをほとんど変えずに、歩幅だけを調節して歩くことが知られている。おそらく、リズムそのものを変化させると、過渡状態による不安定性が生じてしまうため、それを押さえ込んだまま、歩幅だけを独立に変化させているに違いない。

歩行の開始や停止も、過渡状態の制御と深く関わっているが、この問題は理論的に十分には解決されていない。四足歩行動物の場合は、歩行誘発野がＣＰＧ全体を非特異的に励起するだけで、歩行の開始が可能かもしれない。しかし、ヒトの場合は、直立姿勢という特異な姿勢からスムーズに歩行を開始するために、歩行の開始に特異的な筋活動のパターンがあることが知られている。

このように運動の制御においては、力学系の過渡状態の安定性と不安定性とをうまく利用できるような巧妙な機構が必要とされる。ただ、非線形力学系の研究においては、アトラクターの状態に入った後の定常状態を扱うのが常套手段で、過渡状態自体を問題にする一般的な手法はない。したがって、この問題の解決には新しい方法論が必要とされている。

移動運動における環境の知覚とアフォーダンス

障害物を回避するモデルでは、障害物に関する情報は何らかの機構で得られ、それを適当な形で利用することができると仮定した。つまり、歩行パターンの修飾という問題に焦点を絞った。しかし、視覚情報がどのようにして知覚され、さらにどのように知覚と運動の統合が成立するのかという問題については触れなかった。

障害物などの視覚的な知覚には、二通りの方法が考えられる。一つは、障害物が環境のどこにあるかという位置座標として知覚するというやり方である。環境に固定された座標系のなかで障害物の位置座標が決定されることに相当するので、そのなかを動き回ってもこれが変化することはない。これは、環境に関する静的な知識ともいえる。一方、環境中を動き回ると、自分と障害物との関係は刻々と変化するが、その変化量を知覚するというやり方が考えられる。リー（D. Lee）らは、後者の情報が動物やヒトが環境中の移動を適応的に行うときに重要であると考えた。特に、障害物に衝突すると仮定したときの衝突までの残り時間τ《タウ》（time-to-contact）が、運動の調整に利用されているという考えを提案した。たとえば、海鳥は魚を捕獲するために、空中から海中に飛び込む直前に羽を折り畳むが、そのタイミングをτによって決定していることを示唆するデータを示した（Lee & Reddish, 1981）。その他、走り幅跳びの踏み切り、ボールのキャッチング、歩行中のターゲットへのリーチングなどさまざまな運動の調整に、τが関連していることを示す研究がなされてきた。これらの例はギブソンのアフォーダンス理論に沿ったものと考えられ、τは移動運動を行うときに環境からアフォードされる不変項として直接知覚されるものであるという主張がなされてきた。これらが示唆する重要な点は、環境に応じた運動の調整では、必ずしも環境の静的な情報を表象する必要はなく、自分と環境とのあいだの動的関係性の知覚によって可能であるということだ。

ここで、τの知覚はどのような機構で説明できるであろうか。たとえば、網膜上に投影された障害物の輪郭の拡大率の変化からτを導くことができるという可能性がある。また、視点から障害物への視線が鉛直方向となす角度とその角速度からτを導くこともできる。いずれにせよ、視覚的情報には冗長な手がかりが存在するため、実際には状況に応じて使い分けることが可能だと考えられる。最近、ウォレンら（Warren et al., 2001）は、バーチャルリアリティーシステムを用いた実験で、こうした問題を統制された条件下で検証している。

視覚誘導歩行のモデル

障害物への衝突までの残り時間τが何らかの機構で知覚されたとして、その情報がどのように利用され、どのような機構で運動のタイミングの調整や運動のパターンの修飾が生じるのだろうか。第一の可能性としては、τがある値に達すると、決まった運動のパターンをフィードフォワード的に引き起こすという機構が考えられる。たとえば、走り幅跳びで、踏み切り直前の決まった歩数で歩幅の調整が行われるのは、一見このような機構の存在を示唆する。一方、ドゥルジーら（de Rugy et al., 2000）は、バーチャルリアリティーシステムに同期した流れベルトの上でヒトを歩かせる実験を行い、ヒトが目標点に向かって歩くとき、最後の決まった歩数で歩幅の調整が起こるのではなく、歩幅の調整の必要量が大きいほど早くから歩幅の調整が起こることを示した。これは、視覚誘導歩行が、知覚と運動とのあいだの循環的な調節を通じて達成されることを示している。

最近、私はドゥルジーらと共同研究を行い、上述の歩行モデルを拡張することで、彼らが実験で得た結果を再現することに成功した（de Rugy et al., submitted）。われわれは、次のような仮定をおいた。まず、目標点に達するまでの残り時間 τ を目標点への視線の角度と角速度によって計算する。ただし、正確には視点ではなく爪先の点が目標点に達するまでの残り時間を計算するような補正を行う。次に、τ を現在の歩行周期と比較することで、どれぐらい歩幅の修正が必要かを計算する。たとえば、もし τ が歩行周期の整数倍になっていれば、何も修正する必要はない。ただし、このような計算は、両脚支持期に行われるとする。このことは、歩行中に視覚情報を恣意的に制限する実験で、両脚支持期のみに目標物の視覚情報が与えられる場合には、良いパフォーマンスが得られるという実験に基づいている。さらに、見積もられた歩幅の修正の必要性の多少に応じて、歩幅を変化させるための信号を作り、前述のモデルの歩幅の修飾機構と結合させる。これらの機構は特定の τ や特定の目標点までの歩数には関係なく、目標点が現れたときから働いているものとする。

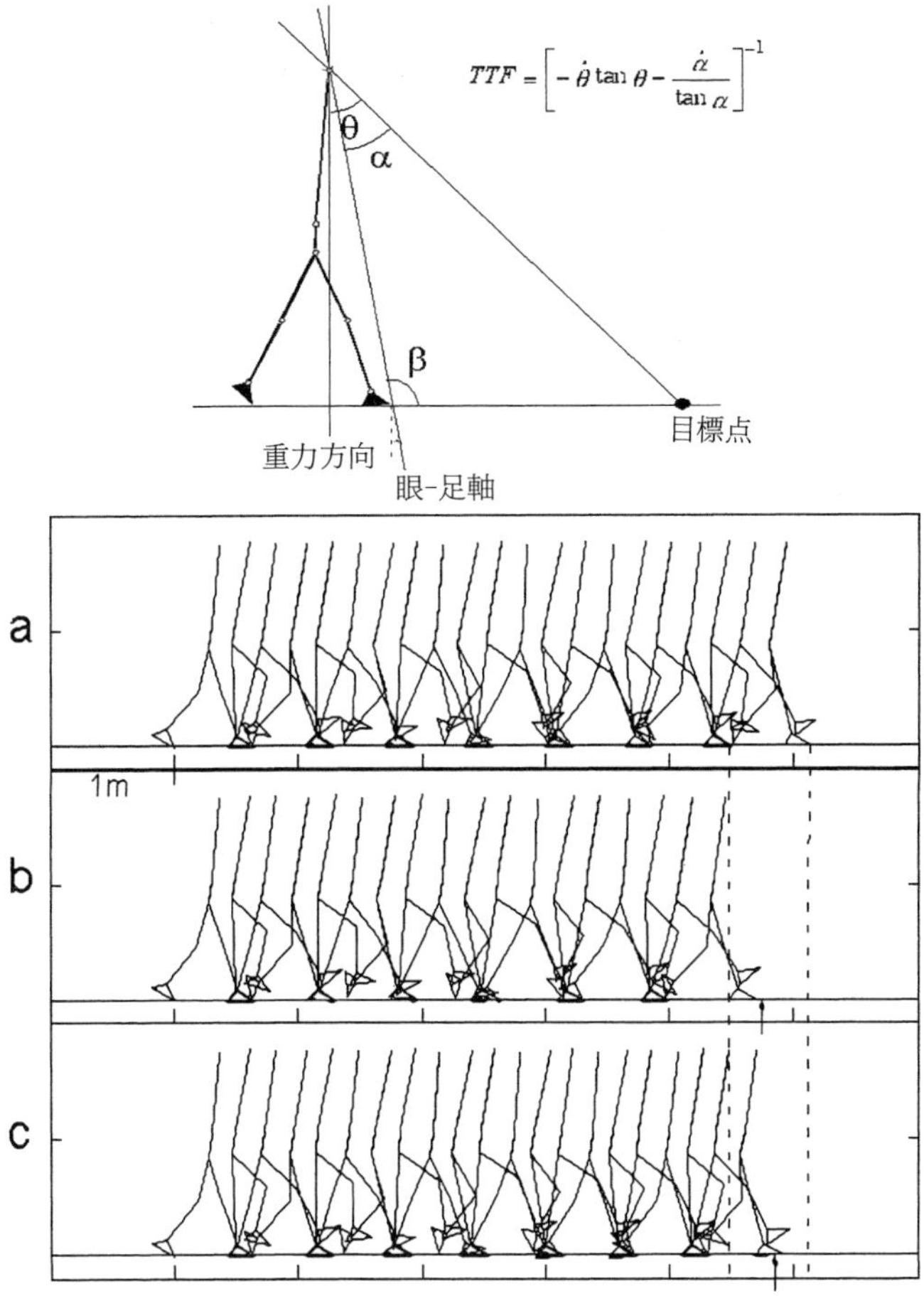

図２－13　**視覚誘導歩行**（du Rugy et al., submitted）

そこで、定常歩行を行っているときに、任意の場所に目標点が現れ、それを爪先で踏むように歩行を調整するということを目標とするシミュレーションを行った。目標点の位置に応じて、必要な歩幅の調整量は変化するが、仮定した知覚と運動の統合機構によって、結果として歩幅を狭めたり広げたりというような適応的な振る舞いが現れた。したがって、修正されるべき歩行の軌跡をどこかで計画するようなことはする必要がない。こうした試行を何度も繰り返し、そのパフォーマンスを平均してみると、目標点の数歩前から調整が生じるという実験で見られるような結果が得られた（図2－13）。

基本的な歩行パターンの生成では、主に体性感覚や物理的な相互作用を通じて、脳と身体と環境のあいだにグローバルエントレインメントが生成されたのを思い出してほしい。ここで紹介したモデルは、グローバルエントレインメントが、視覚を介したループにも拡張されたことを示している。

脳と環境の強結合

本章では、歩行を作り出す脳神経系、身体、環境を、自己組織的に時間空間パターンを生成する非線形力学系としてデザインするという作業を通じて、システムの動作原理に迫ろうと試みた。そして、グローバルエントレインメントによって、脳神経系、身体、環境が強く相互作用し、その結果として運動が生成されることを示した。脳が運動を作るのでもなく、環境が運動を引き起こすのでもなく、それら全体の非線形力学によって運動が自己組織的に生成されるのである。これは、脳と環境とが強結合した状態といえる。この理論は、マツラーナとヴァレラ（Maturana & Varela, 1987）が「オートポイエーシス」の理論で述べた「構造的カップリング」に近いかもしれない。しかし、私が述べてきたことは、歩行という現象がそのようにとらえられるということにとどまらず、動的なデザインを通じて、システムの動作原理を具体的に示しているということを強調しておきたい。

ただし、これまでに示してきたモデルは、歩行を生成するという目的を与えられ、目的を果たすように設計されたのであるから、計算機上でうまく歩くのは当然だという批判をする人がいるかもしれない。それには次のように反論できる。第一に、非線形力学系では厳密に解析解を得ることができないので、計算機実験が必要である。第二に、モデルを決定するさまざまな仮定の大部分は、神経生理学などの実験によって裏づけられると同時に、構成的なモデルの研究が生理的な実験と相補的な理解をもたらす。第三に、システムのデザインには、デザインする人の目的や意図が込められるが、そのシステムが開いた環境に置かれると、設計者の目的や意図を超えた振る舞いが可能になる。

ここで注意すべきことは、ヒトの歩行系のような複雑なシステムを記述するのに、忠実に生体を模擬することは原理的に不可能であることだ。つまり、デザインされた非線形力学系の変数の数自体はデザインをした私が選んだものであるし、変数どうしの相互作用なども私が調整したわけである。したがって、もう一歩理解を進めるには、これらの選択や調整を一般性のある原理によって導くことが必要である。次の章では、こうしたシステムの設計原理に関わる問題の所在を明らかにしたい。

III章

身体の自由度問題と脳のバインディング問題

運動や知覚をリアルタイムに生成させる脳神経系の拘束条件の成立過程の背後にある共通の問題の所在を明らかにしよう。自由度の凍結と解放という動的現象がその手がかりを与える。

1　運動における自由度の凍結（freezing）と解放（freeing）

自由度問題

われわれの全身運動を記述しようとしたら、じつに多くの変数からなる非線形微分方程式を導かなければならない。そこでの独立な変数の数のことを自由度と呼ぶ。仮に、すべての変数がランダムに動いているとすれば、運動の自由度はその変数の数に等しい。ところが、いくつかの変数がそろって運動すれば、自由度は減少する。われわれが日常的に行う運動には、ある種の秩序があるから、運動が生じるということは、自由度を減少させることにほかならない。運動制御の問題に関してこのような現代的な考察を初めて行ったのは、ベルンシュタイン（Bernstein, 1966）である。彼は、パブロフの反射理論が主流だった時代に、運動制御の本質は自由度問題であると主張した。

運動制御において、自由度をいかに圧縮するかという問題に対する一つの答えは、前章で述べたような非線形力学系でのアトラクターの形成である。特に、歩行の生成には、脳神経系や環境の自由度も含んだ形で自由度の圧縮が行われることが必要であり、これをグローバルエントレインメントと呼んだ。

しかし、歩行だけでなく、さまざまな運動を生成するシステムをデザインしようとしたら、非常に困難な問題に直面する。その一つは、運動のレパートリーの多様性の創出である。われわれが日常何気なく行っている動作からスポーツ選手や音楽家が見せる超人的な動きまで、運動には限りない多様性がある。歩行と走行のように、使われる身体の自由度が同じ場合には、脳神経系が複数の安定なアトラクターを生ずるようなダイナミクスをもつことで説明できるであろう。ところが、上肢だけの運動と下肢だけの運動との違いのように、運動の種類に応じて使われる自由度と使われない自由度がある。さらに、上肢と下肢の運動を協調させる場合には、さまざまな協調のさせ方がある。このように、自由度の選択や組み合わせがどのような一般的な原理に基づいて行われるかは、現在も未解決問題なのである。

運動発達過程における自由度の変化

身体の自由度のうちどの自由度が選ばれ、それらにどのように秩序が与えられるのかという問題を理解するには、その運動の起源にまで遡ってみる必要がある。特に、運動の発達過程の研究は、この問題への重要な手がかりを与えてくれるはずである。古典的なゲゼル（Gesell, 1945）の研究は、発達過程での系の自由度や運動の複雑さの変化を理解する上で興味深い。彼は子どもの発達過程の膨大な観察から、いくつかの経験則のようなものを導いた。たとえば、運動の発達は、①頭から尾の方向および体幹から末梢の方向に進んでいくこと、②ばらばらな要素が次第に統合される方向に進むのではなく、はじめから全体に統合された状態から個々の部分のはたらきが特殊化するように進むこと、③不安定化と安定化を繰り返しながら、ゆらぎをうまく使って進んでいくことなどを指摘した。①は、神経系の成熟過程との関連で議論されることが多いが、現象としては自由度の選ばれ方に規則性があることを示している。②のように運動の変化が統合から分化の方向に向かうのであれば、運動の自由度は発達が進むにつれて増大していくことになる。③はまさしく、非線形力学におけるゆらぎやカオスなどが重要な役割を果たしているということに相当する。このように、ゲゼルの現象論は、現在再検討されるべき内容をたくさん含んでおり、以下でもたびたび議論される。

ニューラルダーウィニズムと自由度

運動の発達の理解には、脳神経系の発生や発達の理解が不可欠である。脳神経系の発生過程には、いくつかの特徴的な現象が存在する。たとえば、ニューロンやシナプスははじめ過剰に作られるが、その後、細胞死やシナプス除去が起きる。シャンジュー（Changeux, 1983）やエーデルマン（Edelman, 1989）は、これらの現象をダーウィニズムと結び付けて議論した。つまり、個体発生においてニューロンやシナプスのレベルにランダムネスの創出と淘汰が働くと考えた。つまり、冗長な自由度をランダムに用意し、発達にしたがって自由度を減らしていくというわけである。ただし、同質の神経細胞が多数のシナプスで結合されたような状態では、有効な自由度はかえって小さく、シナプスを減らしていくことでネットワークの結合の異方性が増加し、有効な自由度はかえって増える可能性も考えられる。したがって、自由度を減らすという主張には注意が必要である。

また、ニューラルダーウィニズムの背後にあるのは、免疫系でのクローン選択のアナロジーであり、これが神経系にもそのままあてはまるかどうかについては注意が必要である。免疫系の場合、生物が生涯に遭遇するであろう抗原の多様性に対応できる多様な抗体分子を産生する機構が事前に用意されている。そして、新たな抗原に遭遇すると、その抗原を鋳型として抗体が作られるのではなく、すでに準備されている抗体のなかからそれに合った抗体が選択的に産生され、免疫反応が生じるのである。しかし、同様な論理によって、発達過程で生じる多様な行動の発現を説明できるであろうか。ここでの論点は、機能単位となるようなニューロンの集団のレベルに淘汰が働くのかどうかである。これについては、まだ仮説の域を超えていないと思われる。

歩く新生児

運動発達において自由度問題がどう解決されているのかを理解するために、ふたたび歩行の問題に戻ろう。ただし、その発達過程がこれからの焦点である。ヒトは生後約一年後に歩き始める。しかし、それまでにはたくさんの興味深い現象が見られる。そのなかでももっとも興味を引く現象は、新生児に見られる。

生まれた直後の赤ちゃんの脇をもって机の上に足をのせて少しずつ前に移動させると、驚くべきことに、脚を交互に踏み出して歩くような運動が生じる。これは原始歩行と呼ばれ、古くから知られている現象である（図3－1）。しかし、もっと興味深い点は、生後数か月たつと、この運動はほとんど見られなくなることである。そして、独立二足歩行は、

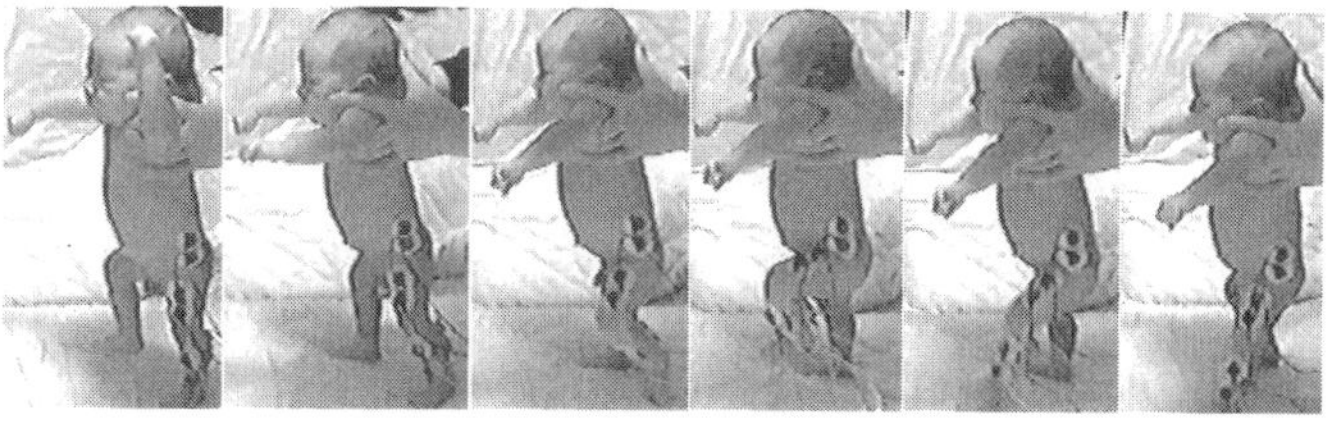

図３－１　新生児の原始歩行

生後一年ほどたったあとで現れるのである。

マックグロー（McGraw, 1940）は子どもの歩行の発達を誕生直後から八歳まで詳細に観察し、発達段階を次の七つの時期に分類した。①新生児原始歩行期。新生児の脇をかかえて直立姿勢をとらせると、歩行に似た左右交互の足踏みを行う。②静止期。生後数か月以内に、首が座り、静的な姿勢の保持が発達する。脇を支えて直立姿勢をとらせても、脚を伸ばしたままで、足踏みが見られなくなる。③過渡期。脇を支えて直立姿勢をとらせると、両脚を屈伸して体を上下に揺らしたり、左右交互に足踏みをしたりする。④意識的な足踏み期。手をつなげば、直立姿勢をとって意識的に足踏みができるようになる。⑤独立歩行初期。独立歩行が可能になる。左右の脚の間隔を広くとり、腕を伸展し前方につきだして歩く。歩き始めて一週間ぐらいで急激に歩行の能力が高まる。⑥踵着地歩行パターンへの移行期。成人のように踵から着地して、つま先で蹴る歩行パターンへと変化する。歩幅が広くなって、よく前進するようになり、運動が安定化する。⑦統合された歩行の完成期。手を脚と逆位相で振って歩くようになる。

マックグローはこうした段階的な歩行の発達を脳神経系の段階的な成熟から理解しようとした。しかし、原始歩行の実体を含めて、いまだに神経機構の発達過程はわかっていない。

原始歩行の適応性

ヒトの成人の脊髄には、歩行に関連したCPG（central pattern generator）が存在するらしいことをすでに述べた。新生児に見られる原始歩行が、脊髄のCPGの活動の現れだと考えるのは、むしろ自然であろう。そもそも、原始歩行は新生児の意識にのぼっているのだろうか。また、原始歩行が発達過程で消えるというのは何を意味しているのだろうか。原始歩行と成人の歩行とのあいだにはどのような関係があるのだろうか。

フォスベリ（Forssberg, 1985）は乳児の原始歩行と独立歩行を開始した直後の子どもの歩行について、筋電位や運動軌跡の計測を行い、成人の歩行パターンとの違いを明らかにした。筋電位に関しては、原始歩行も独立歩行開始直後の歩行も、成人の複雑なパターンに比べると、共同筋だけでなく拮抗筋を含むすべての筋が同期して活動する傾向が強い。

運動軌跡に関しては、遊脚の関節角度の変位は成人に比べて単純で、ほとんど同位相で変化する。また、脚の着地はつま先あるいは足裏全体でなされ、成人のような踵からの着地が見られない。三歳になると筋電位や軌跡という点では、成人型の歩行になる。これらのことから、原始歩行と歩行開始直後とのパターンにはあまり違いが見られないが、成人型の歩行パターンとのあいだにはギャップがある。フォスベリは、原始歩行を生成しているのは脊髄のＣＰＧであり、大脳皮質などが発達すると脊髄の神経回路網を再組織化することで、原始歩行パターンから成人型歩行パターンへの変化が起こると考えた。これを裏付ける証拠として、脳性麻痺の子どもでは歩行パターンが踵着地に変化しないことを挙げている。しかし、独立歩行開始直後の歩行パターンがなぜ原始歩行のものとあまり変わらないのか、生後数か月後になぜ原始歩行が消失するのかについては十分説明していない。

テーレンらは原始歩行の連続性や適応性に着目した一連の興味深い実験を行った(Thelen & Smith, 1994)。たとえば、通常は原始歩行を行う児の足に軽い重りをつけると、容易に原始歩行は抑制される。また、原始歩行が消失している生後数か月以後の児の下半身を水のなかに入れて体を支えると、容易に原始歩行が生じることを示した。また、水のなかだけでなく、流れベルトの上にのせるという方法でも、原始歩行が消えているとされ

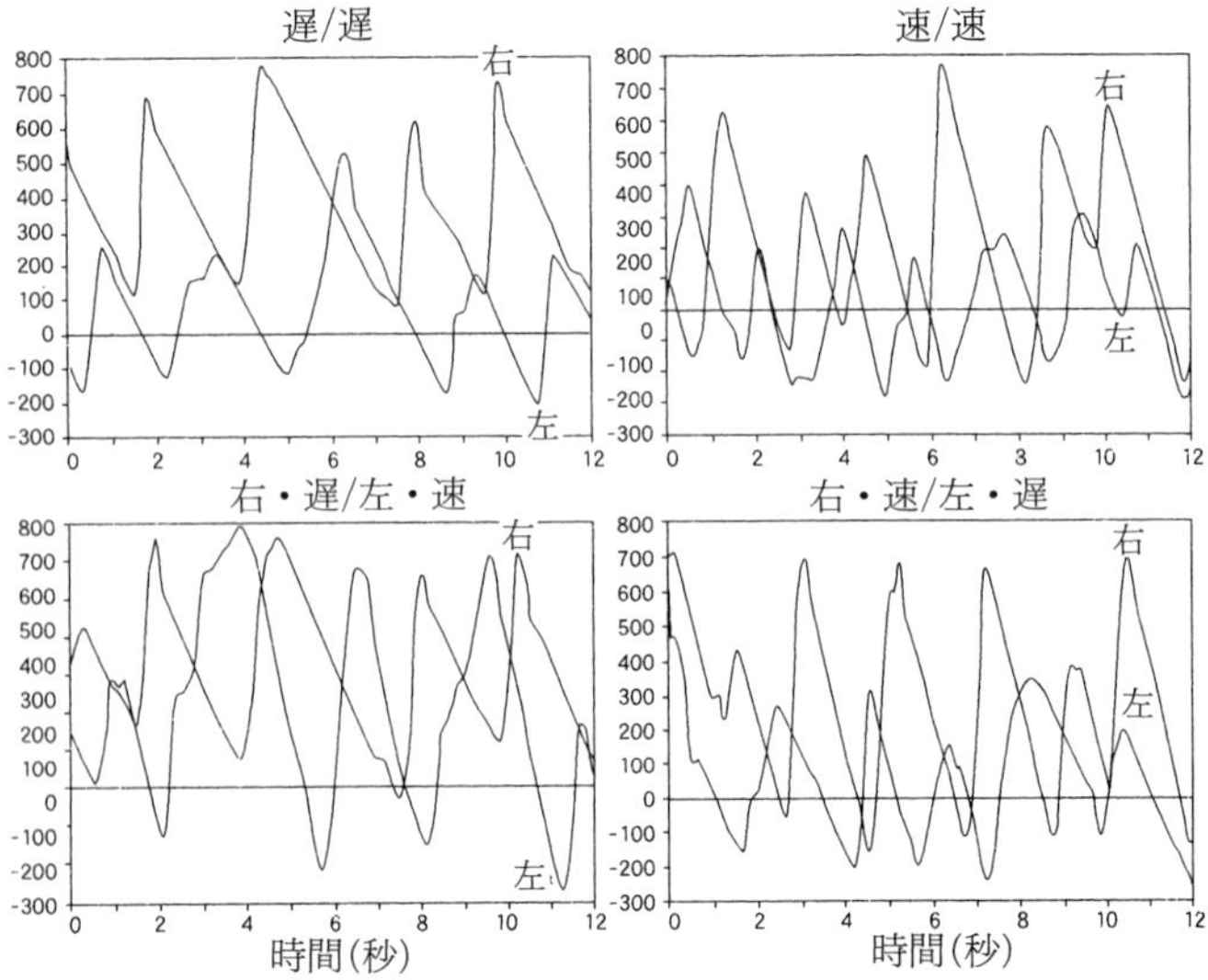

図3－2　原始歩行の適応性（Thelen et al. 1987より）

ている月齢の赤ちゃんの協調した足踏みを誘発できることを示した。このとき、図3－2のように、左右の流れベルトの速度を変化させても、左右の交互のリズムを保持することができる（Thelen et al., 1987）。テーレンはこうした実験から原始歩行は一種の自己組織過程であると主張した。そして、原始歩行は、脳、身体、環境の相互作用の結果として生じるものであるから、特定のCPGや脳の構造の発達過程での成熟によって原始歩行やその消失を説明できるとする考えに強い異議を唱えた。このように、原始歩行自体に外界の変化に対する適応性や柔軟性があることが明らかになった。

歩行発達モデル

私は、これまで述べてきたような現象論をもとに、歩行の発達のモデルをデザインした（多賀、一九九六；Taga, 1997）。ここでは、特に自由度の変化に関する仮説が重要な役割を果たす。図3－3に示すように、神経系モデルは、リズム生成系と姿勢制御系という二つの系から構成され、以下のような四段階の変化が仮定されている。①原始歩行期。各関節の筋へ出力を送る神経振動子からなるリズム生成系が原始歩行の基本パターンを生成する。一本の脚には三つの関節に対応する三個の神経振動子があるが、強く同期して活動する。これを、「動的自由度の凍結（freezing）」と呼ぶ。姿勢制御系はまだ未発達で、ほとんどリズム生成系に影響を及ぼさない。②姿勢制御発達期。姿勢制御系が、屈筋と伸筋との同時興奮によって静的な姿勢の保持を行う。姿勢制御系が筋骨格系の関節角の自由度を凍結することで、立位姿勢の安定性が獲得される。これを「静的自由度の凍結」と呼ぶ。この時期には姿勢制御系の発達を優先して、リズム生成系は抑制されている。これが原始歩行の消失の原因となる。③独立歩行の開始。立位姿勢獲得後、リズム生成系と姿勢制御系との相互作用の調節を行う。姿勢制御系によって姿勢の保持を確保しながら、徐々にリズム生成系が姿勢制御系へ抑制性の作用を及ぼすことで、筋骨格系の関節角の静的自由度

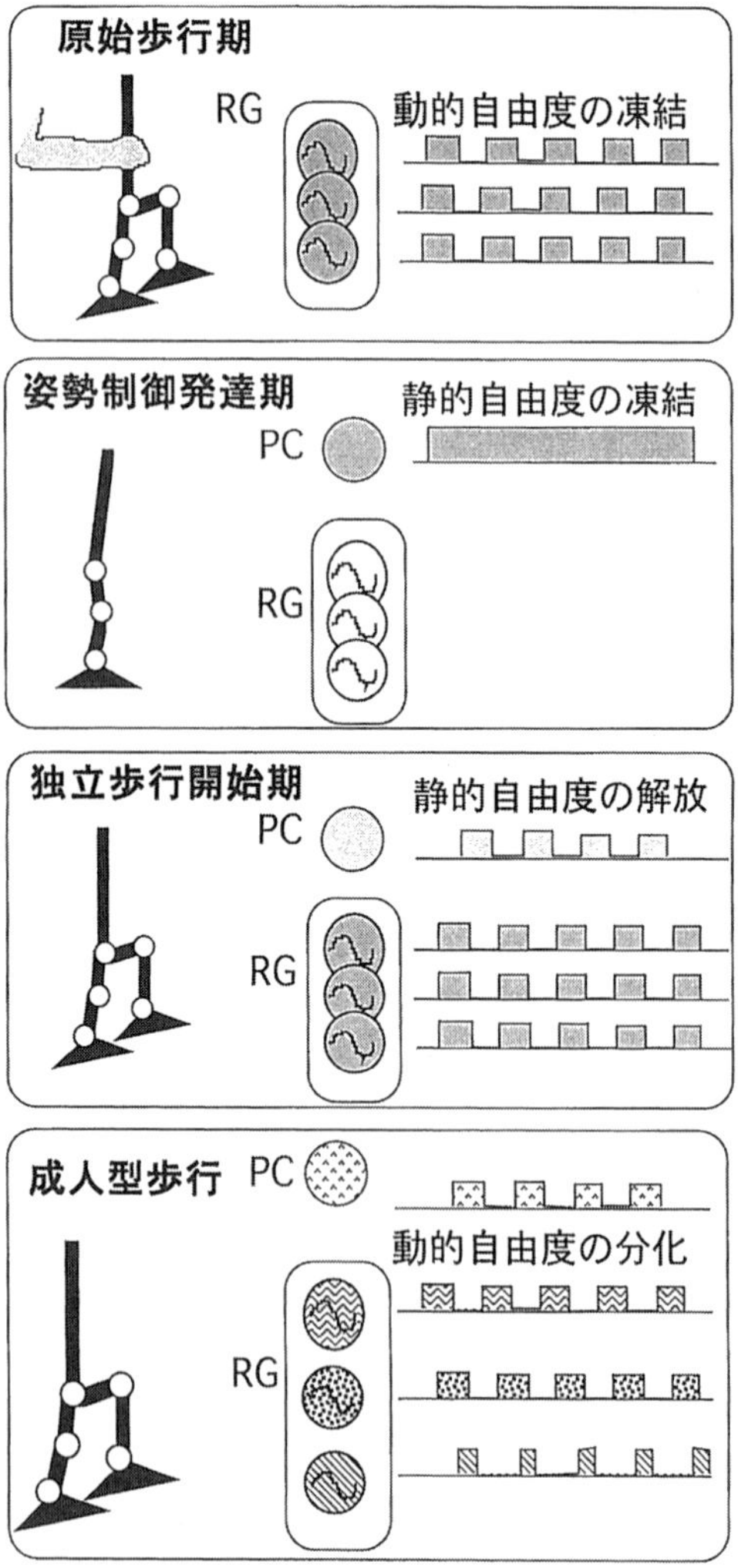

図３－３　歩行発達モデル（Taga, 1997 より）
RG：リズム生成系、PC：姿勢制御系

が凍結された状態から解放され、独立歩行が現れる。これを「静的自由度の解放（freeing）」と呼ぶ。④成人型歩行。独立歩行獲得直後では、原始歩行のときと同様にリズム生成系の同側の神経振動子は同期活動をしている。特定のタイミングで蹴って推進力を得られないため、歩幅は小刻みである。しかし、神経振動子が次第に独立した位相で活動するようになり、複雑な筋活動パターンをもつ成人型の歩行運動へと移行する。これを「動的自由度の分化」と呼ぶ。

こうしたモデルにしたがって、計算機シミュレーションを行うと、図3－4に示したように、歩行の発達過程を再現することができる。原始歩行では、腰、膝、足首の関節が基本的には同期して動く。このことは原始歩行を生成するCPGがあらかじめ過剰な自由度を減らしている、つまり自由度を凍結していると解釈できる。原始歩行パターンが成人型の歩行パターン、つまり、特定の位相で特定の筋肉が活動するような複雑なパターンになるためには、自由度を増やさなければならない。つまり、自由度の解放が必要である。ただ、周期的な運動パターンの複雑化だけでは、歩行を獲得するのは難しい。歩くためには、まず立たなければならないからだ。この静的な姿勢の保持と動的な周期運動という一見矛盾する要請を統合するには、やはり、一時的に静的な自由度を凍結するというストラテジ

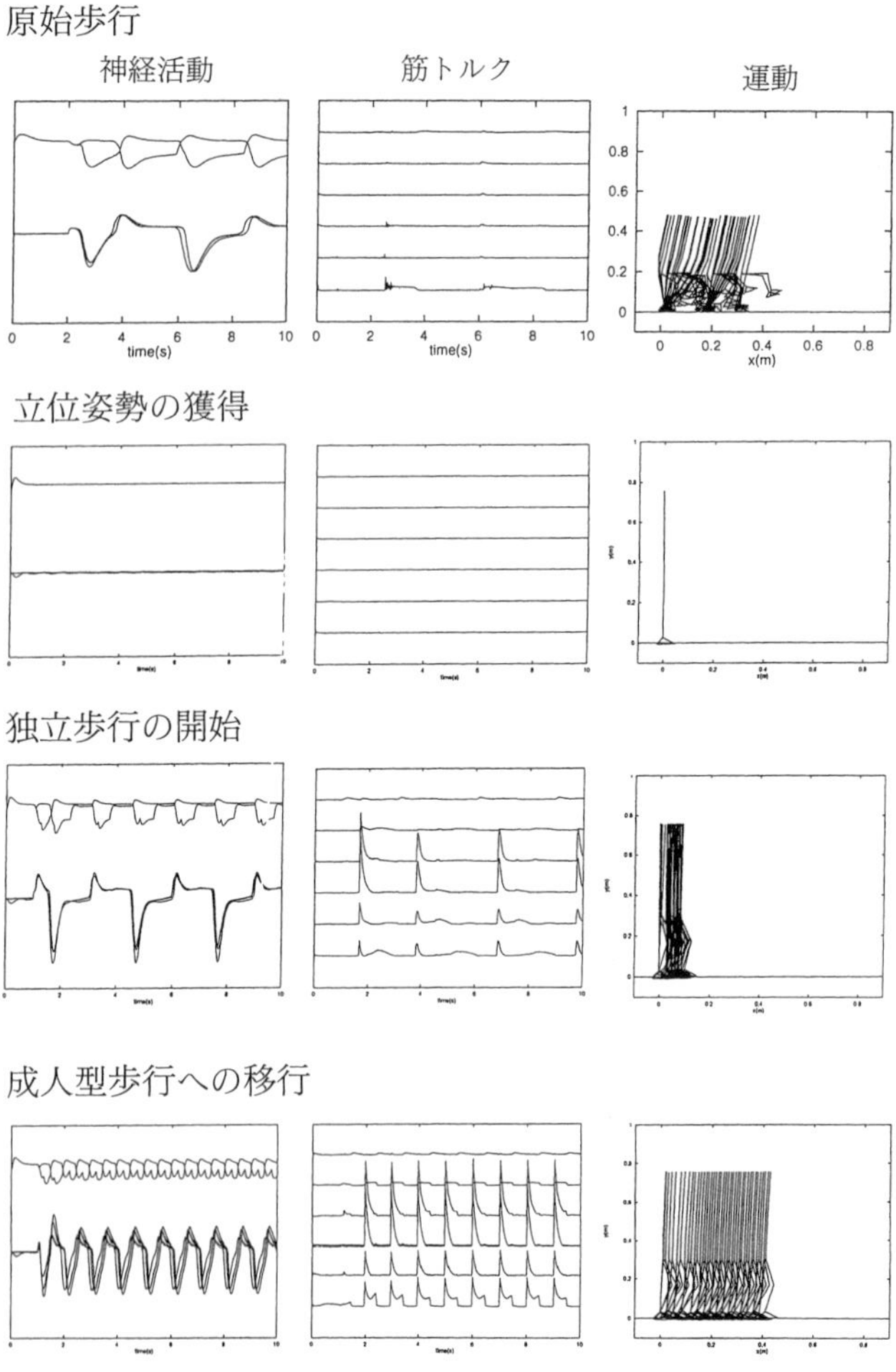

図 3 - 4　歩行発達のシミュレーション（Taga, 1997 より）

ーが有効である。そして、このことが原始歩行が一時的に消失する原因になっていると考えられる。つまり、生得的なＣＰＧは抑制されて使われなくなるのではなく、使わないという自由度も獲得する。これが立位姿勢の発達に必要な過程だと考えられる。

このように、生得的にＣＰＧのようなダイナミクスが与えられているからこそ、ヒトは歩行を獲得することができる。そして、発達段階に応じた身体および神経系の自由度の凍結と解放を通じて歩行が段階的に獲得される。ここで、モデルでは明らかになっていない点を議論したい。自由度の凍結と解放の機構はモデルのなかで自発的に形成されたものではなく、発達の四つの段階に応じて、いわばモデルの外部から与えられたものである。したがって、真の意味では自由度問題を解決したことになっていない。これを解決するには、神経系の発達過程についてのより詳しい知見と自発的な変化に関する理論が必要である。これと深い関連があるかもしれないが、運動の意図がどのようにして生じるのかという問題も残っている。原始歩行をしている新生児が意図をもって動いているとは感じられないが、独立歩行を開始したばかりの赤ちゃんには明らかな意図が感じられる。それならば、発達のある時点で脳のどこかでホムンクルスがこれから歩くぞとささやき始めたのだろうか。

CPGの個体発生における自由度の凍結と解放

さまざまな動物において、歩行や遊泳などの周期的な運動をつかさどる神経機構としてCPGの存在が確認されているが、CPGの個体発生に関する研究も行われている。CPGの基本となる神経振動子の周期的活動は、発生過程の非常に早い時期に始まる。そして、CPGの回路網の形成過程で自由度の動的凍結と解放を示唆する例がある。

たとえば、ラットでは、四肢で体重を維持して歩行運動を開始するのは生後一一日であるが、左右肢の交代性の運動は出生一日前から認められる。工藤典雄ら（一九九一）は、胎仔の脊髄摘出標本を作り、左右の同期したリズム活動が胎生一五・五日から誘発されるが、一七・五日になると左右の交代性のリズム活動へと変化することを示した。また、左右の交代性のリズム活動は、抑制性のシナプスを遮断する薬物によって同期したリズム活動になることを示し、抑制性の介在ニューロンの機能分化が、活動パターンの変化を引き起こす直接の原因であることを示唆している。

孵化していないニワトリの運動の観察や筋電位の多点測定によれば、胎生三・五日から自発運動が始まり、胎生九日で拮抗筋の交代性のリズム活動が見られる。さらに興味深いことは、発達過程ではじめ同期して作られた活動のリズムが、図3－5のように、だん

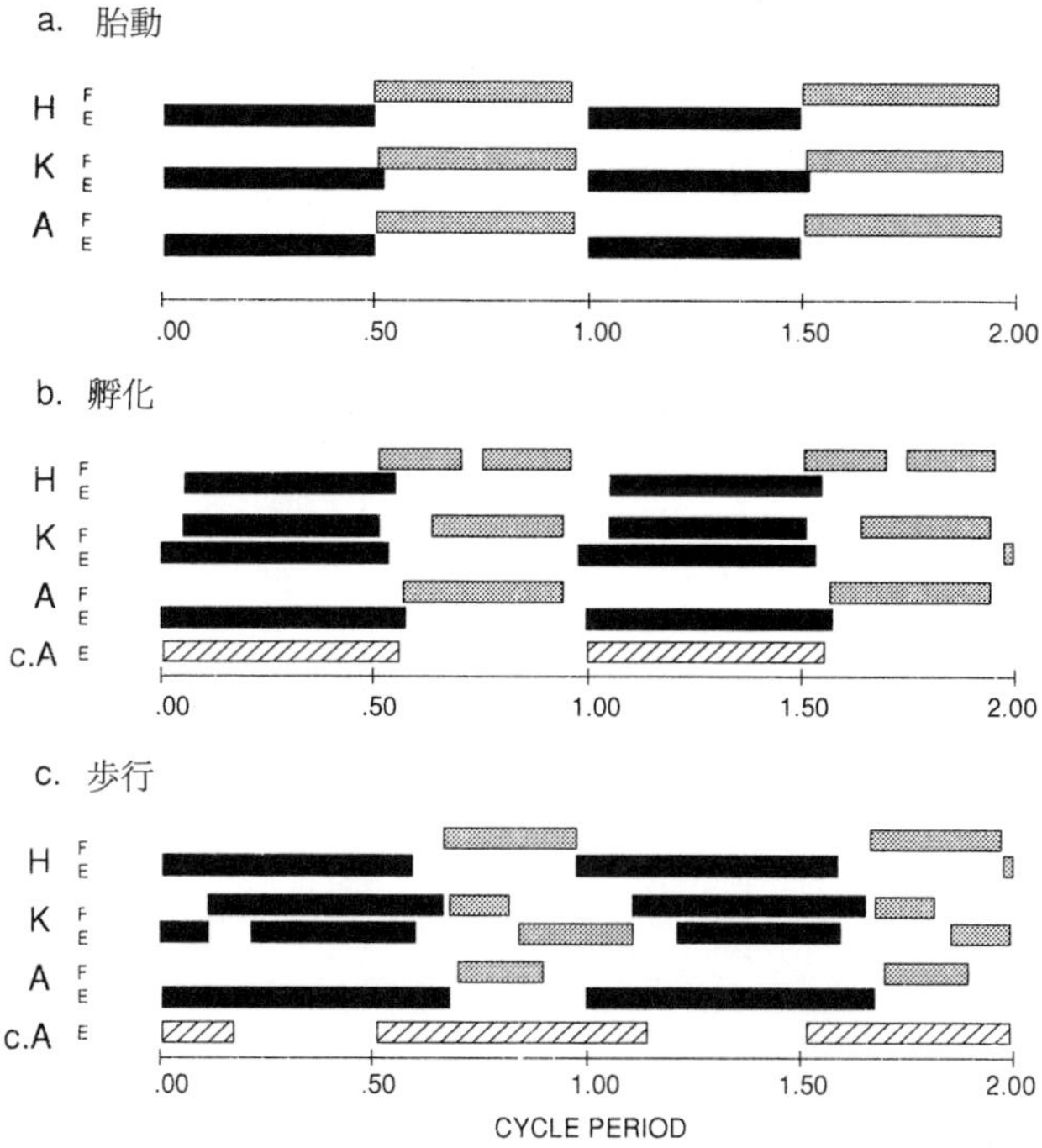

図3－5　ニワトリ胚の運動パターンの発達（Bekoff 1992より）

H：股関節、K：膝関節、A：足関節、c．A：逆側足関節、F：屈筋、E：伸筋

だんと分かれて複雑になっていくことである（Bekoff, 1992）。ラットの場合もニワトリの場合も、はじめ単一のリズムが発生し、それらが左右脚の交代性のリズムになり、さらに関節ごとに異なる位相差をもったリズムのパターンになるというのがＣＰＧの一般的な個体発生過程のようである。このことは、動的自由度の解放が生じて、だんだんとパターンが複雑化するという説明が可能である。

無脊椎動物でもＣＰＧに関する多くの研究がある。特に、ロブスターの胃や幽門の周期的な運動を担っているＳＴＧ（stomatogastric ganglion）と呼ばれる神経節にある神経回路網は詳しく調べられているが、その発生過程で興味深い実験がある。ＳＴＧは、胃と幽門の異なるリズムの動きを制御する部分からなるが、発生の初期ではそれらが同じリズムで同期して活動している。そして、発生が進んでから、それぞれが異なるリズムの活動を行うようになることが知られている。しかし、初期の同期活動している神経節への上位神経からの入力を遮断すると、成熟した活動パターンが現れたのである（le Feuvre et al., 1999）。このことは、胎生初期のＣＰＧが成熟した複雑なパターンを生成することができるが、中枢の入力によって自由度の凍結が起きていることを示唆している。

このようにＣＰＧの発生過程で自由度の凍結と解放が起こる機構については、まだいろいろな可能性があり、一般的な説明は難しいのが現状である。

猿回しの二足歩行調教理論

サルにヒトのような二足歩行を調教するのに、「周防猿まわしの会」の村崎義正は、「根切り」理論と呼ばれる方法を用いていたといわれる（葉山、一九九九）。これは最近知って驚いたのだが、この調教理論が先に述べた歩行発達の理論と共通点をもっているのである。それは、歩く前に徹底的に立つことを教え込むというものである。「根切り」というのは、盆栽から来た言葉で、使えそうな松の木の主根をあえて切断して育てることでかえって強い木を育てることができるそうである。サルはもともと四足性の運動をする動物だから、そこをまず断つことで二足歩行がうまくできるようになるという発想なのである。立たせることが、調教の九九パーセントを占めるという。歩行の発達のモデルでもこれとまったく同じことをしている。つまり、静的な自由度の凍結を行ってしっかりと立てるようにしておけば、その後、比較的容易に歩けるようになるのである。計算機シミュレーションを使うまでもなく、二足歩行獲得のための奥義が理論化されているとは、日本の伝統芸能の奥深さを感じさせられる。

学習と発達における自由度問題と意識

ヒトの運動学習過程でも、自由度の凍結と解放に着目した研究がなされている。右利きの人に左で字を書かせるという課題を行う。被験者ははじめ関節の静的自由度を固定して字を書いているが、熟練すると特異的な位相関係で各関節を動かすようになる（Newell & van Emmerik, 1989）。

これは、われわれの日常経験でもよくあることだ。慣れない運動を行うときには、体を硬くしてぎこちないが、慣れてくると余分な力を入れずに動作が可能になる。スポーツのコーチが「力を抜け」という指示をよくするが、これは自由度を解放しろということに相当する。ただ、体を硬くする、すなわち自由度を凍結することも、初期の段階で動作の目的自体を達成するのに不可欠なものである。

こうした運動学習過程で自由度の凍結を行うときには、凍結される自由度への意識をともなっていると考えられる。しかし、習熟に従って、意識せずに運動ができるようになるのも、われわれは経験で知っていることである。つまり、熟練すれば、「無意識に体が動く」という状態になる。このような意識の問題が運動における自由度問題を解決する鍵の一つであることは間違いないであろう。そのためには、大脳皮質、小脳、大脳基底核などの生理学的な研究がもっと必要である。

成人の運動の学習にも、発達過程における歩行の獲得にも、自由度の凍結と解放という現象が起きているようだ。しかし、それらは共通の機構によるのだろうか。また、運動発達過程において、歩行以外の他のさまざまな運動も同様にして獲得されるのだろうか。これには後の章でふたたびふれる。

さらに、脳における視覚認識の機構を考えると、これまでに述べてきた運動の自由度と意識のような問題とまったく同質の問題に直面する。

2　脳における同期と非同期

脳のモジュール性とバインディング問題

脳神経科学の研究の歴史において、つねに機能の局在論と非局在論との論争があった。しかし、ヒトにおいて脳の特定の場所の障害が特定の機能の障害を引き起こすこと、ネコやサルを用いた単一細胞レベルの電気生理実験、近年さかんに行われているヒトの脳の画像化の研究などは、広い意味で脳に機能局在があることを明らかにしてきた。

視覚、聴覚、触覚など異なる感覚の知覚に関わる神経細胞が、それぞれ後頭葉、側頭葉、頭頂葉にあることはよく知られている。さらに、視覚系では、視覚刺激の形・色・動き・奥行きなどの異なる特徴に対して、異なる部位のニューロンが反応する（Zeki, 1993）。そして、物理的な特徴だけでなく、「おばあさん細胞」のようにより高次の事象に反応するニューロンも脳の特定の場所に存在する。このようなニューロンの機能的な単位は、独立して特定の機能を担うという意味でモジュール性をもっている。たとえば、色のモジュールに障害があると、色覚異常が生じ、動きのモジュールに障害があると、運動視ができなくなる。また、顔の知覚に関するモジュールに障害があると、他の機能には影響なく相貌失認だけが起こる。図3－6は、サルの電気生理学によって明らかになった視覚および視覚に関する記憶に関わるモジュールを表している（Ungerleider et al., 1998）。

もちろん、モジュール性に関してはさまざまな議論がある。モジュールは多数のニューロンの集団から構成されるが、たとえば、視覚系の形、色、動きに対応するモジュールにしても、それぞれどのような機構でモジュールとしての作動が可能になるのかは自明でな

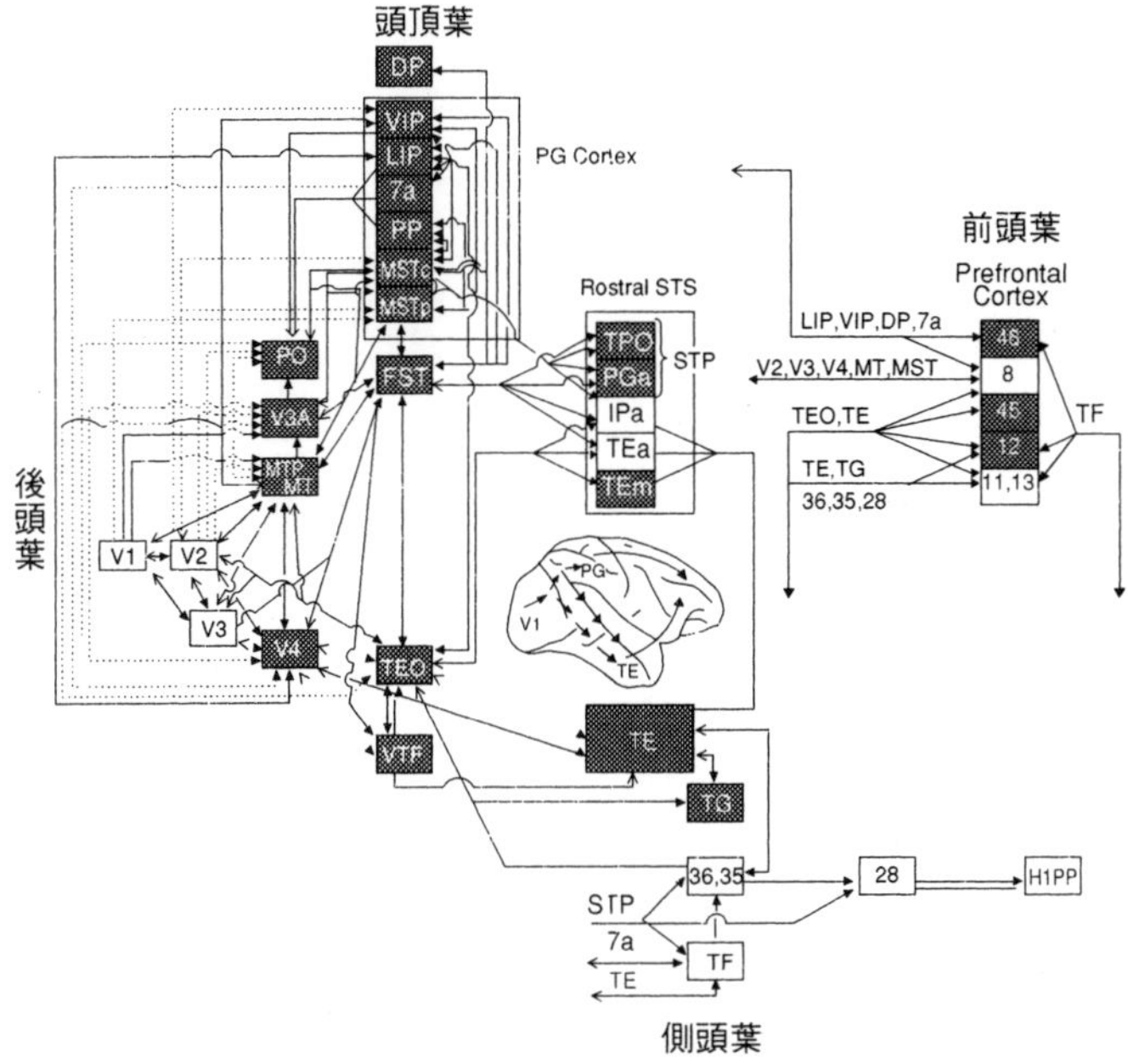

図3－6　脳のモジュール（Ungerleider et al. 1998 より）

い。特定のモジュールは、その部分だけで機能するのではなく、全体のネットワークが作動する結果としてその部分がモジュール的に振る舞うように見えるという可能性すらある。それでも、脳機能を分析的に調べれば調べるほど、脳のモジュール的な振る舞いが明らかになるのだ。

そこで、ふたたび浮上する問題は、機能分化したモジュールどうしの統合がどのように行われるのかということである。視覚系の特徴の統合、視覚と触覚のような異なる感覚の統合、知覚と運動の統合など、あらゆる場面で統合の問題が存在する。このように、脳の異なる部位にあるモジュールどうしをどのように結び付けて機能的な統合を達成するのかという問題は、バインディング問題と呼ばれている。ここで、モジュールを「自由度」に読み替えると、自由度問題の議論がそのままあてはまることがわかるであろう。

バインディング問題と選択的注意

視覚系の色と形のバインディング問題に関して、トリースマン（Treisman, 1999）は、モジュールの統合のエラーによって生じる知覚を示唆する興味深い心理物理実験を行った。コンピューターディスプレイ上に、異なる色のついた数字をすばやくつぎつぎと提示して、赤い色の数字はどれでしたかと質問すると、赤い色の数字の前後に提示された数字と誤ってしまう場合が生じる。この実験は、逐次的につぎつぎと視覚刺激が現れるような特殊な条件では、視覚的特徴の統合のエラーが起こりうることを示している。これは、結合錯誤（illusory conjunction）と呼ばれている。

実際の環境では、たくさんのものが同時に目に入ってくるわけだから、結合錯誤のようなことが起こる可能性はいっそう高くなるように思える。このようなバインディング問題を脳が解決している機構として、トリースマンは選択的注意（selective attention）という考えを提案した（図3－7）。つまり、視野にはたくさんのものが入ってきても、そのうちの特定の場所だけに注意を向けることで、注意を向けられたものの特徴と他のものの特徴とがまざらないようにするという機構である。

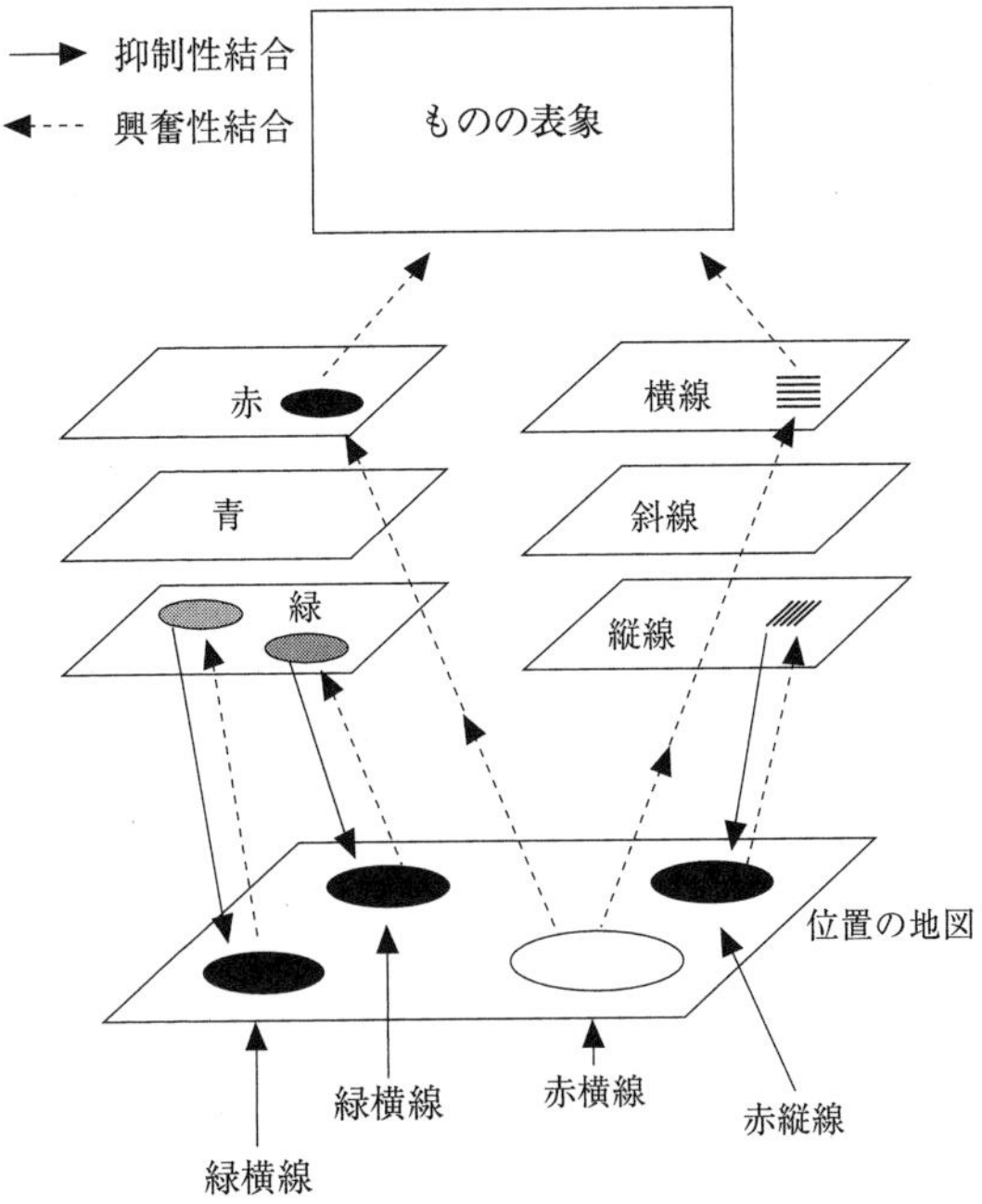

図3－7　選択的注意モデル
（Treisman 1999 より）

　これに関連した興味深い脳障害の症状として、バリント症候群というのが知られている。これは、自分で視線をうまく制御できなくなったり、空間的な注意ができないような症状で、頭頂葉に障害がある場合に見られる。フリードマン－ヒルら（Friedman-Hill et al., 1995）は、両側性の頭頂葉障害をもつある患者に対して、次のような実験を行った。赤い×と青い○を交互に提示して、それぞれの図形の色と形を報告してもらう。すると、一三パーセントもの高い正答率が得られた。ところが、これら二つの図形を左右に同時に提示すると、一三パーセントも色と形の組み合わせを誤ってしまうことがわかった。つまり、結合錯誤が高い確率で起きたのである。このとき、図形が置かれている視野上の絶対位置や、二つの図形の相対的な位置関係の認識も損なわれているらしかった。この現象は、トリースマンの選択的注意のモデルで説明できると考えられた。

特定の物に注意を向けるときには、眼球を動かして注視するが、眼球を動かさずに行う注意の変化もある。チェスや将棋などを行っているとき、熟練者ほど眼を動かさずに注意を変化させることが可能だと言われている。注意は時間的に変動する動的な現象であるから、その現象論を動力学的な立場から整理することが有用であろう。ただ、注意は選択を伴う過程なので、運動における自由度の選択と同様に単なる力学系による記述を超えた問題である。

ボトムアップとトップダウン

脳が並列した膨大な数のモジュールという情報処理様式をとっているとすれば、それらのあいだの組み合わせ問題をどのように解決しているのかというのが、これまでの問題であった。しかし、外界の認識の機構に関して脳が直面しているもっと深い問題は、自己にとって意味のある情報をどのように作るかということである。たとえば、エッシャーの有名なだまし絵で天使と悪魔というのがあるが、これを見ているとき、どちらか一方しか知覚できない。たとえば、天使が図として、悪魔が地として認識される。しかも、面白いことに、片方の知覚が長い時間安定に保たれず、図と地の交代が起きる。物理的には同じ視覚刺激が多義的な意味をもった認識を引き起こすのだ。これと似たような現象としては、両眼視野闘争が知られている。たとえば、右眼には赤い面を、左眼には緑の面を提示すると、知覚としては赤い面の知覚と緑の面の知覚とが交互に交代する。これは自動的に起こる現象なので、赤い面だけ見ようと思っても交代が生じてしまう。

これらの例のように、われわれが一度に二つのことを知覚できないというのは、脳の動作原理の重要な一面を表している。おそらく、感覚器からボトムアップに入ってきた情報はそのままでは多義性をもつため、何らかのトップダウンの機構が働いて一つの意味を確定しているのであろう。しかも、一つの意味を確定したからといってそれで終わるわけではなく、確定した意味の知覚をいったん壊して別の意味の知覚を作りつづけるという性質がある。このような機構のためには、固定した機能をもつモジュールどうしの横の関係だけでなく、ボトムアップとトップダウンの情報の相互作用により、モジュール自体の働きが文脈に応じて変化することが必要である。

視覚系での情報の流れを解剖学的に追っていくと、低次の領域から高次の領域というように、階層的なモジュール構造を定義することができる。しかも、生理学的には、高次の領域ほど視野の広い部分の高次の刺激に反応するようになるという性質がある。一方、高次の領域から低次の領域へは、例外なく逆行性の強い投射がある（Zeki, 1993）。この逆行性の流れが、トップダウンの情報処理を担っていると考えられている。第一次視覚野は、眼から入った刺激の大脳皮質への入り口であるが、眼をつぶって視覚イメージを想起するだけで活動が見られるのは、逆行性の情報の流れを反映している。

脳の同期仮説

モジュールは、脳の空間的な機能局在に根ざした概念であるが、個々のニューロンの活動の時間変化に情報がコードされるということも考えられる。この可能性は早くから理論的に検討されてきた。たとえば、視覚認識では、部分的に隠された棒が一本の棒なのか二本の棒なのかといったセグメンテーションの問題、色と形の統合のようなバインディング問題、図と地の意味的分離の問題などは、単純なモジュール機構だけで解決するのは難しい。そこで、ニューロンどうしの同期活動がこうした問題に重要な役割を果たしているのではないかと考えられた。マルスブルグらは神経活動の時間的相関が心理的時間より速い時間スケールで変化することでバインディング問題が解かれていると提案した（von der Malsburg & Schneider, 1986)。一

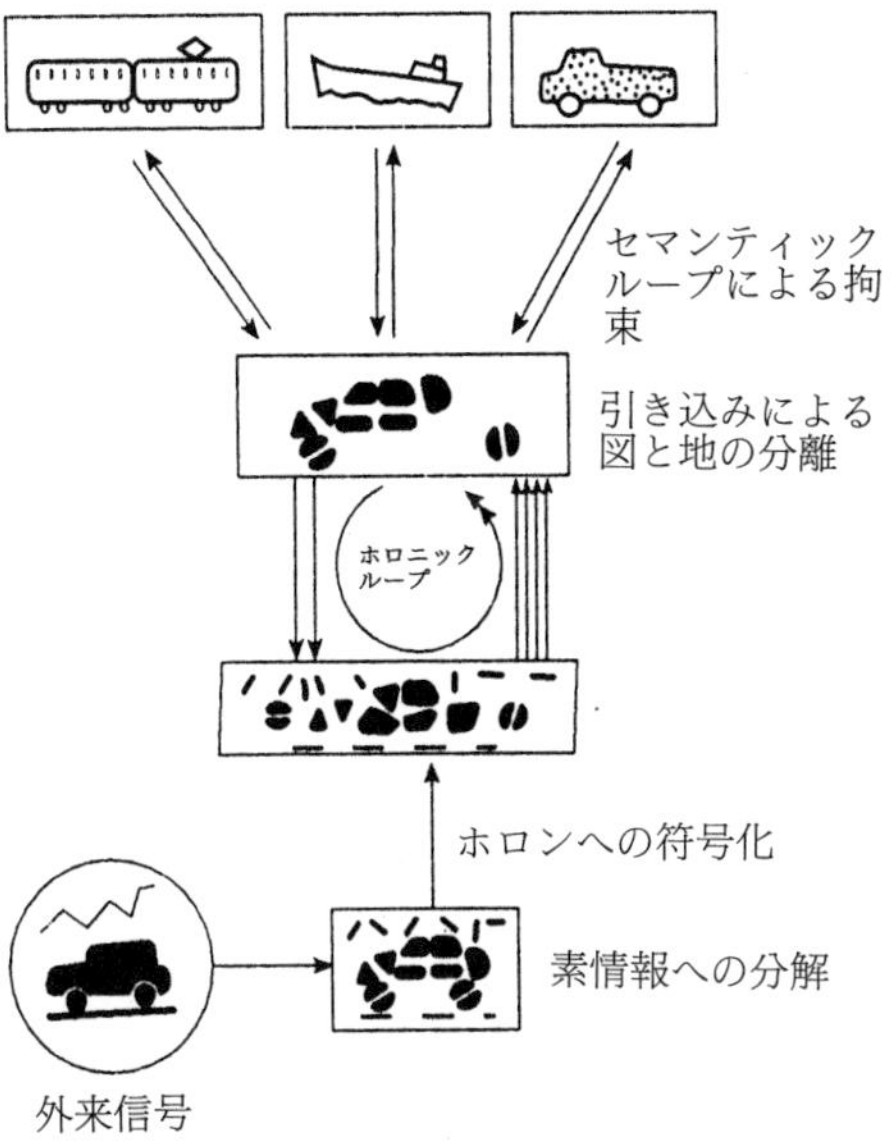

図3-8　視覚パターン認識の非線形振動子モデル
（清水1992より）

方、清水博と山口陽子らは、非線形振動子の結合系として神経系をモデル化し、図3―8のようにトップダウンとボトムアップの情報の引き込み現象を通じて、図と地の分離が行われるというモデルを提案した（Shimizu et al., 1986; 清水、一九九二）。

こうしたことが実際に脳で起きていることを示唆する神経生理学のデータがジンガーらによって報告された（Singer, 1993）。まず、麻酔下でのネコの視覚野の空間的に離れた位置にあるニューロンがそれぞれ、視野の異なる場所に提示された動く棒に反応するのを確認した。そして、二本の棒を同時に提示して動かし、一本の棒のように見えるときだけ、それぞれの棒の動きに反応していたニューロンどうしが、同期して活動することを発見した。彼らは、ニューロンが四〇Hz程度のγ《ガンマ》波と呼ばれる振動的な活動を行い、空間的に離れたニューロンどうしが同期活動することが機能的な役割をもっていることを主張した。この説をめぐって、現在までさまざまな実験が行われている。麻酔下のネコだけでなく、覚醒したネコやサルの視覚野、聴覚野、体性感覚野、運動野など脳の広範な領野で似たような現象が報告されている。ただし、このような同期した活動は数百ミリ秒続いた後消えてしまう。

γ波の同期現象の場合、個々のニューロンの発火の頻度も同様な周波数で変動しているかもしれない。一方、もっと短い時間スケールでニューロンのスパイク発火どうしが同期することが大事だとする考えも提案されている。この場合、スパイク発火の頻度には関係なく、同期したニューロンの集団が機能的な単位を構成できると考えられている(Vaadia et al., 1995)。

ヒトでも脳の同期活動が、バインディング問題などに関わっているという報告がある。たとえば、白黒で抽象的に描かれたヒトの顔の絵を見たとき、われわれはすぐにそれがヒトの顔だとわかる。ところが、その絵を上下逆にすると何の絵だかまったくわからなくなってしまう。これら二種類の絵を見たときの脳波を比較してみると、顔だとわかる絵を見たときだけ、脳の広い範囲にわたって四〇Hz程度のγ波に同期が見られる(Rodriguez et al., 1999)。六～八か月の小児の脳波にも、視覚パターン認識に関連したγ波が現れることが報告されている(Csibra et al., 2000)。

このように、近年多くの研究が脳の同期活動を示しているが、こうした現象がバインディング問題に直接関わっているかどうかについて賛否両論が入り乱れている状況である。マルスブルグや清水らの理論的研究が、こうした現象をいわば予言したことは特筆すべきであるが、現象論が蓄積されてきた現在、ふたたび構成論的な理論研究が必要とされている。

モジュール性と発達

脳のダイナミックな活動やボトムアップとトップダウン両方向性の情報の流れを考慮にいれれ、モジュールの統合の問題を調べるというのは、非常に重要なアプローチである。しかし、そこには一つの落とし穴もあることを忘れてはならない。たとえば、バインディング問題を定義したときには、すでにモジュール性が前提になっている。つまり、独立したモジュールがまずあって、その相互作用として統合の問題が扱われるのである。もし、非モジュール的な機構で、統合が成立しているような場合には、それを見落としてしまう可能性がある。

そこで重要な手がかりを与えてくれるかもしれないのは、モジュールの発達過程の研究である。発達過程においては、まず分化したモジュールがあって、それらのあいだに徐々に統合が成立するのか、それとも、非モジュール的な統合が先にあって、後からモジュールが分化するのか自明ではない。特に、もし後者の可能性が正しいとしたら、統合という問題を根本的に考え直さなければならなくなる。

脳活動の発達

脳波の生後発達には興味深い現象がある。新生児の睡眠中の脳波を計測すると、交代性脳波と呼ばれる特徴のあるパターンがしばしば見られる。これは、一〇秒から三〇秒ぐらいの周期で脳全体にわたる活動期とほとんど平坦な不活動期とが間欠的に交代する現象である。ところが、このパターンは生後二か月ごろまでには消失し、持続した電位変化を示すようになる。つまり、初期には、脳全体が遅い時間スケールで同期した状態であるが、発達が進むとより速い時間スケールの活動が生じると同時に、空間的な場所に応じた活動の変化が生じると考えられる。これは、動的な自由度の凍結と解放のシナリオによって説明が可能である。

われわれは最近、小泉英明や牧敦らが開発した光トポグラフィーを用いて、小児の脳血液量の時間空間パターンの変化の計測を行い、発達にともなう動的な変化を見いだした。光トポグラフィーでは、近赤外線を頭の表面から照射し大脳皮質表面で吸収・散乱された光を検出することで、血液中にある酸素化へモグロビンと脱酸素化へモグロビンの濃度の時間空間パターンの変化の計測が可能である。成人の脳では、酸素化へモグロビンの局所的な増加は、その部分でのニューロンの活動の上昇によって引き起こされる。近年脳のイメージングに利用されているｆＭＲＩ（機能的磁気共鳴画像）は、この現象を利用して脳の活動部位を特定している。光トポグラフィーはこれと同様なことを、比較的簡単な方法で、しかも安全に行うことができる。受胎後の週数で満期の四〇週前後の新生児では、睡眠中の後頭葉の四センチ四方の部分で、約一五秒程度の周期で空間的に広く同期した周期的変動が見られる（図３－９）（Taga et al., 2000）。このとき、酸素化へモグロビンと脱酸素化へモグロビンとは一定の位相差を保ちながら、周期的に変化している。ところが、四四週前後（生後約一か月に相当する）の児では、そうした明らかな時間変動や空間的な同期が見られない（図３－10）。このように、脳血液動態の発達にも、空間的に広く同期した状態から局所的な独立した変化へという傾向が見られる。

ヒトの大脳皮質の神経細胞のニューロンの数の増加や、大脳皮質の重量の増加は生後一か月から三か月に顕著であることが知られている。脳波や脳血流の初期発達は、この時期の大脳皮質の回路形成と関連があると考えられる。その動的な変化には、時空間的な自由度の凍結状態から解放状態へという傾向がある。こうした現象が、脳のモジュールの設計原理を反映しているかどうかは、今後のさらなる研究が必要である。

いずれにせよ、自由度問題やバインディング問題は、発生・発達過程に遡れば、「問

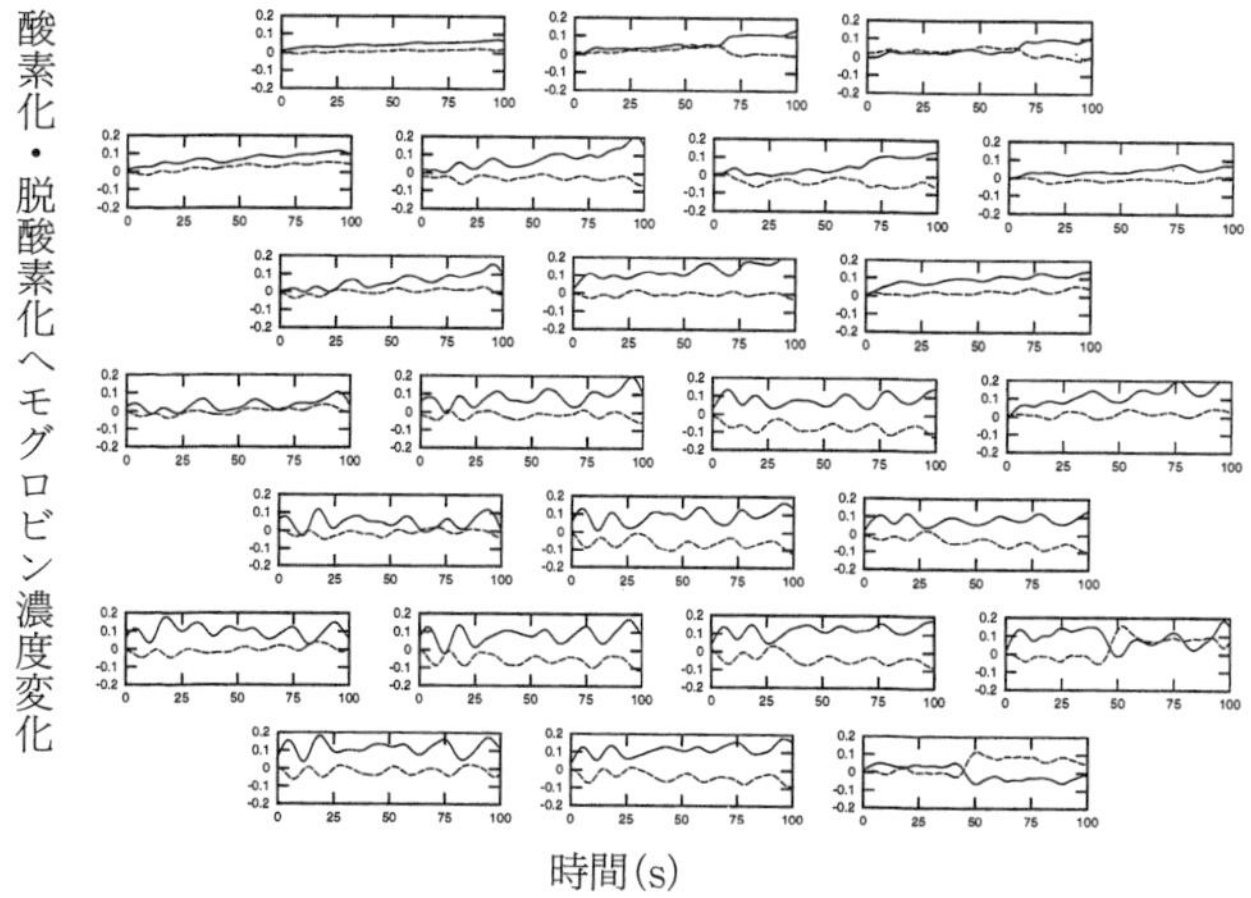

図3－9　新生児の後頭葉の脳血液変化の空間的リズム
(Taga et al., 2000 より)

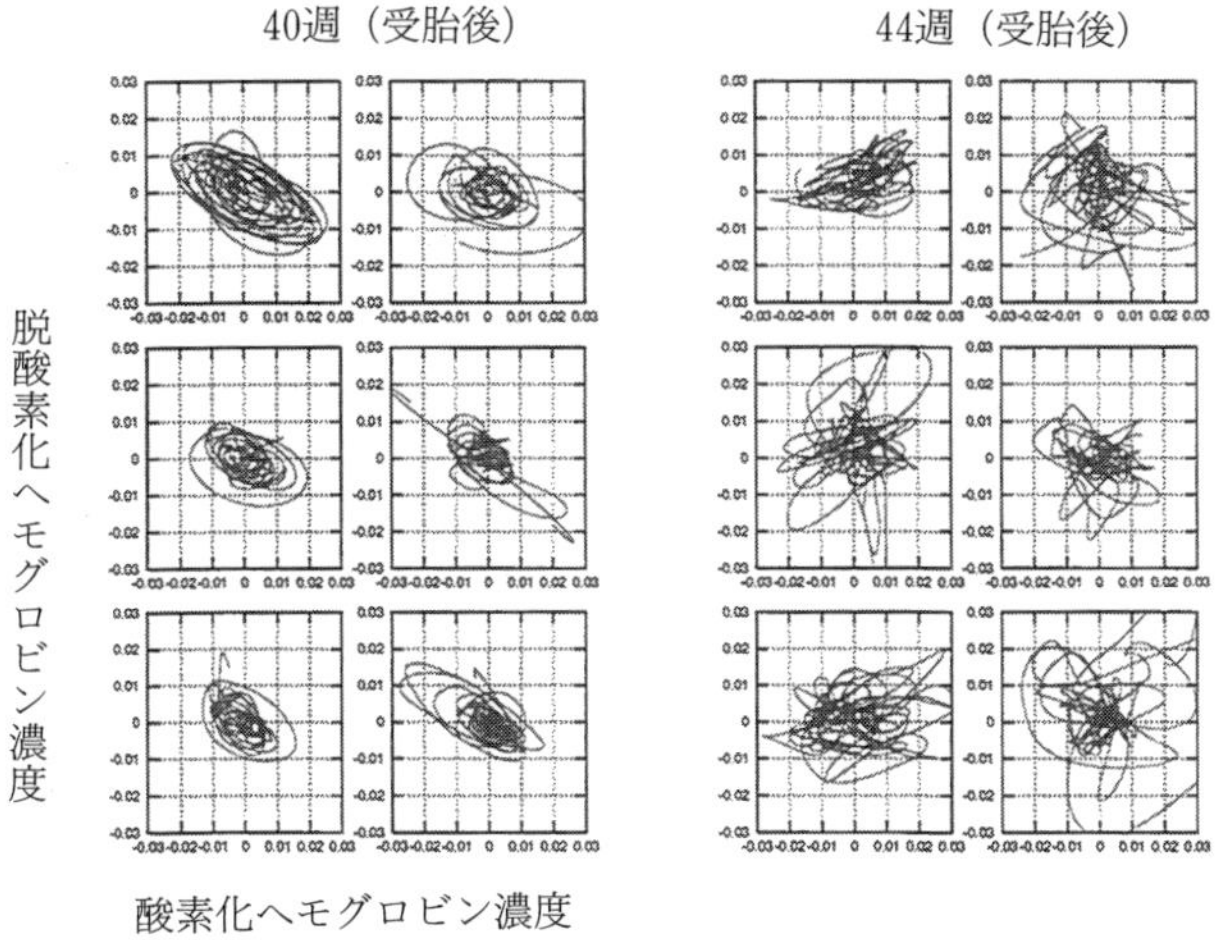

図3－10　後頭葉の脳血液変化の発達にともなう変化

題」ではなくなってしまうのかもしれない。そこで、次の章では、ヒトの生後数か月間の運動や知覚の初期発達に焦点を当て、システムの動的なデザイン原理をさらに追求しよう。

Ⅳ章 初期発達過程におけるU字型現象

新生児や乳児の初期発達過程には、圧倒的な複雑さと動的な変化がある。特に、U字型現象は、運動や知覚の分化と統合をつかさどるシステム設計原理の表出であると考えられる。

1　運動の分化と統合

三回の革命

ヒトの運動の発達には、三回の革命的な時期があると考えられる。第一の革命は胎児期における運動の発現である。近年、リアルタイム超音波断層法の技術によって、胎児が多様なレパートリーの運動をすでに胎内で行っていることが明らかになってきた。こうした運動の発生がどのようにして生じるのかは不明であるが、もはや胎児期の運動なしには運動発達の問題は語れない。第二の革命は生後数か月での運動の発達である。じつは、生まれた瞬間ではなくて、生後二か月ごろを革命的な時期と呼びたいのであるが、その根拠については以下に詳しく述べようと思う。第三の革命は二足歩行である。二足歩行の獲得は進化的な立場からいっても革命的な出来事だといえるであろう。しかし、運動の個体発生においても、二足歩行の獲得によって環境と自己との関係が大きく変化するという意味で、この時期を革命的な時期と呼ぶことができるのである。

こうした三回の革命的な時期の運動の連続性・不連続性に着目すると、胎児期から新生児期、乳児期にわたって、運動発達の変化を図4―1（次ページ）に示したような四種類のパターンに分類することができる。

胎児期の運動発生についてはまだあまり研究がすすんでおらず、それほど情報も多くない。また、歩行の発達については、すでに詳しく述べた。ここでは運動発達の連続性・不連続性に焦点を当てながら、生後数か月の運動の発達を中心に論じたい。

胎児の運動とわれわれの運動は同じか

運動発達は胎児期にすでに始まっている。近年、リアルタイムの超音波断層法の技術によって、胎児がさまざまな運動を行うことが明らかになってきた。まず、受精後三週で観察されるのは、心臓の拍動である。五週までには体全体が規則的な心臓の拍動のリズムに支配されて動くようになる。つまり、行動の発現としては、何よりもまず規則的なリズムが現れるのだ。このことは、非線形振動子としての状態が生命の行動の出発点をあらわしていることを物語っているのかもしれない。そして、神経系の分化は心臓の発生に引き続いて起こる。

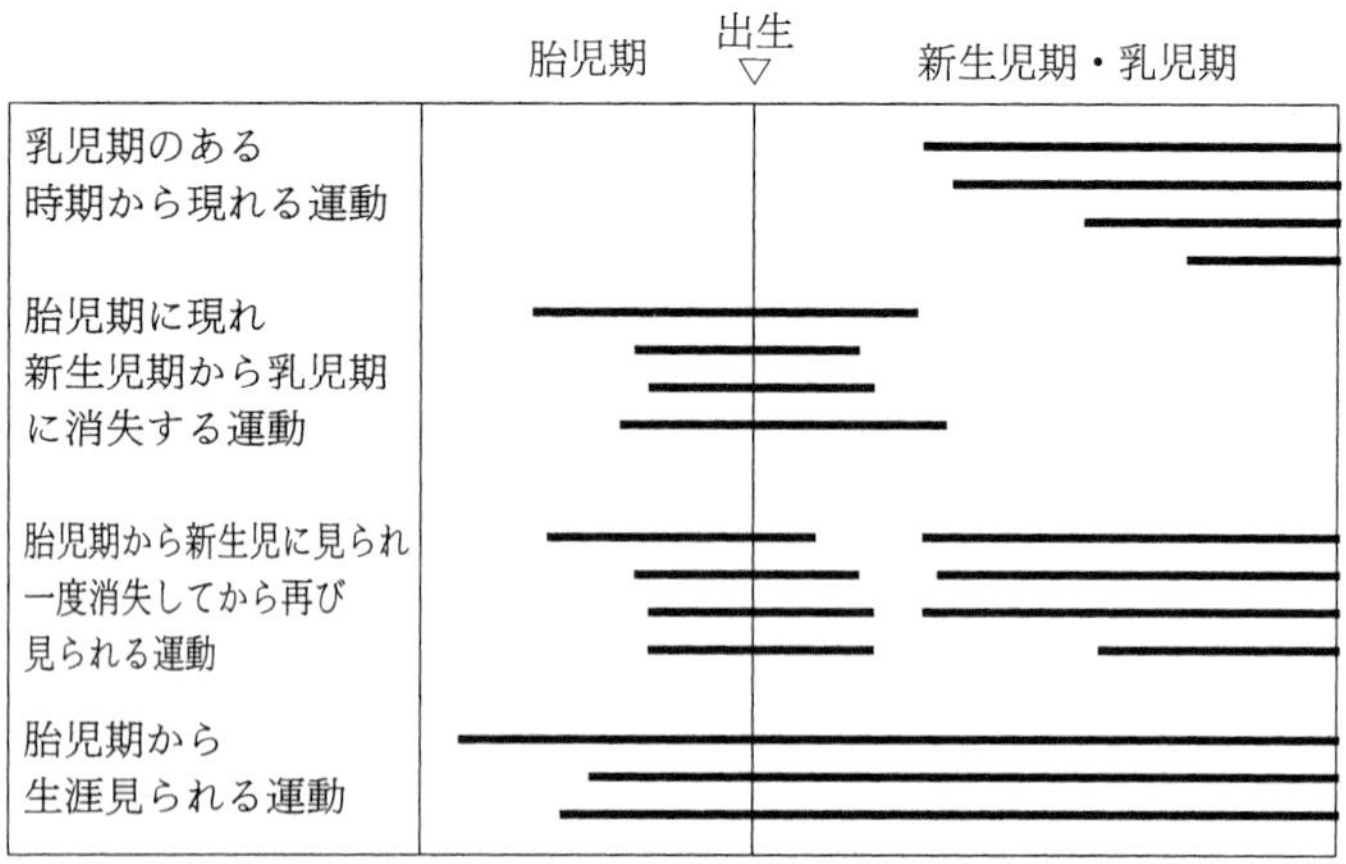

図4-1　運動の初期発達のパターン

受精後八週には、ヒトとしての形態がはっきりしてくる。すでにその時期にはスタートル(startle)と呼ばれる全身運動が見られる。したがって、すでに神経系が機能していて、自発的な全身運動にある種の協調を与えていることを示している。そして、一〇週には、手足の独立した曲げ伸ばし、頭部の回転、足踏みを利用したとんぼ返りのような動き、伸びをしてからあくびを行うような一連の動きなど数多くの運動パターンが見られる。ドフリースら（de Vries, Visser & Prechtl, 1984）は、一五週の胎児が少なくとも一五種類の異なる運動パターンを生成していることを報告した。これらは生後見られる運動パターンがすでにこの時期に現れていることを示唆している。このような自発運動は二〇週頃までにはほとんど出そろうが、興味深いことに、その後は四〇週の出生までであまり質的な変化はないと報告されている。

このように、多様な自発運動が受精後一〇週から二〇週のあいだに作られる。もちろん、こうした運動の発生がかなり遺伝的な要因を受けていることは確かであろう。しかし、胎児は子宮という環境のなかで神経系の自発的な活動や身体の運動の相互作用を通じて変化していくわけであるから、遺伝的に決定されたプログラムにしたがって発生が進んでいくということと、環境と相互作用しながら行動が形成されていく発達とのあいだに明確な線を引くことは難しい。つまり、胎児における運動発現が、子宮内環境への適応を含んだ自己組織過程としてとらえられるかもしれない。

運動の起源の問題を突き詰めていくと、胎児期から成人までに至る発達過程のなかでの運動の連続性と不連続性という問題に行き当たる（小西、一九九九）。われわれが行う運動のうちある種のものは、胎児期に見られる運動と同質である。たとえば、しゃっくりやあくびなどは、胎児期から始まって生後も連続して見られるものである。しゃっくりなどは運動というよりは不随意の生理反応としてかたづけられそうだが、全身の伸びをしてあくびをするような運動は、意識的にもできる。非対称性緊張性頸反射（ＡＴＮＲ）と呼ばれる姿勢反射は、胎児期の二八週に現れ、生後もそのまま見られるが、生後数か月すると通常は見られなくなるという不連続性な変化を示す。ただ、成人でもフェンシングや野球での捕球動作にこのような姿勢が自発的に現れるという主張もあり、単純に不連続と言い切ることもできない。つまり、スポーツのような学習された運動のなかにも、胎児期に起源をもつ運動が顔をのぞかせる可能性すらあるのである。

新生児の原始反射

胎児期を運動生成の第一の革命と呼ぶならば、誕生から生後数か月は、第二の革命の時期と呼べるであろう。まず、新生児の運動を特徴付けるものとして、さまざまな種類の反射が知られている(前川、一九八六)。そのなかでも、新生児期に見られ、発達が進むと消失する反射は原始反射と呼ばれている。たとえば、手把握反射、モロー反射、バビンスキー反射、非対称性緊張性頸反射など多数ある。このような原始反射の多くは脊髄で作られ、それらが消失しないときには、脳性麻痺などの発達異常が生じているといわれている。このため、原始反射は発達が進んでしまうと、機能的意義をもたないと考えられてきた。

原始反射の多くは、すでに胎児期に見られると報告されている。つまり、胎児の運動と新生児の運動とにはかなりの連続性がある。プレヒテルらは、子宮内から外部環境へという急激な環境の変化があるにもかかわらず、新生児の運動は胎児のそれとは質的に大きな違いがないと考えた。

原始反射は、ある刺激または姿勢をとったときに、必ず誘発される運動として定義されるが、同じような誘発反応には、生後数か月たってからあらわれるものもある。たとえば、すでに首の座った乳児の体を空中で支えて体の軸を傾けると、頭の位置が鉛直方向になるように維持することができる。これは、立直り反射と呼ばれている。また、乳児を抱えておいて急に逆さまの姿勢にすると、両手を前方に突き出す。これは、パラシュート反射と呼ばれている。これらの反応は、空間的に頭の位置を固定したり、歩こうとして転んだときに頭を打たないように手で支えるといった機能的な役割を担っていて、主に中脳や小脳の発達と関係しているとされている。

これまで、反射の多くは脊髄が担っていると考えられてきた。そして、原始反射の消失は、大脳皮質の成熟によって、脊髄が抑制されることによって生じる現象だと説明されてきた。この背後にある考えは、原始反射は発達が進んでしまうと不必要なものになるというものだ。確かに、脳性麻痺などのケースでは、明らかに原始反射が強く見られることがある。しかし、大脳皮質の成熟によって脊髄が抑制されるという単純な機構だけでは、運動の発達過程のすべてを説明することは難しい。一つの大きな問題は、反射が刺激に対する反応という一方向性の情報の流れだけを扱ったものであることである。乳児には多様な自発運動が見られ、これらは外部からの刺激によって受動的に生じているものではない。したがって、自発運動の変化を中心にとらえて発達過程を見る必要がある。

自発運動のU字型変化

発達過程では、原始反射のようにある時期になると消えてしまうものや、多くの運動のようにある時期になると現れるもの以外に、一度消失した後でふたたび現れる変化をするものがある。このような変化はU字型の変化と呼ばれている。すでに述べた歩行の発達もその一例である。U字型の運動の発達の多くは、まず胎児期に現れたものが新生児にそのまま見られ、生後数か月後に一度消失した後で、随意的な運動としてふたたび現れるという変化をたどる。つまり、運動パターンとしては、生まれたときから見られる運動と一度消えた後で見られる運動とは似ているが、運動の随意性などいろいろな意味で異なっている。

U字型発達の典型的な例は、手を口にもっていく運動、音の方向へ首を向ける運動、顔のようなパターンの視覚刺激を目や首を動かして追うような運動、視覚的リーチング、成人が舌をだしたとき舌を出してまねるような一種の模倣動作などである。

このような多様な運動の発達について、U字型現象がはっきりと示しているのは、胎児や新生児の行動がきわめて多様なレパートリーをもちすでに統合されているということである。そして、胎児や新生児の運動は、発達が進んだ段階の行動を先取りしているかのようにに見える。しかし、胎児や新生児の運動レパートリーがそのまま洗練されていくのであれば、発達過程はそれほど興味をひく対象とはなりえない。多様な運動が一度後退したかのような変化を示した後で、おそらく成人と同様なメカニズムで生成される運動として獲得されるのである。なぜ、後退が必要なのだろうか。この動的な変化の機構を明らかにすることによって、生後数か月の運動発達の機構だけでなく、運動制御の本質に迫ることができるのではないかと思われるのだ。

U字型の発達という現象は、これまで発達心理学の分野ではそれほど注目を集めてこなかった。ただ、バウアー（Bower, 1986）やバターワース（Butterworth, 1989）などは、運動などの発達に見られるU字型の変化に関心を示してきた。また、カミロフスミス

(Karmiloff-Smith, 1992) は認知発達に関する行動のパフォーマンスがしばしばU字型の変化をともなうことに着目し、その変化が表象の質的な変化を反映しているものと考えた。しかし、依然として、U字型の変化は現象そのものも含めてまだ謎につつまれている状態である。多様な運動の発達は、すべて同じ原理にしたがってU字型の変化を生じるのだろうか。それとも、それぞれに異なる機構があるのだろうか。何か特定の脳の発達機構を反映しているのだろうか。古典的な小児神経学だけでは、もはやこのような動的な変化を説明することはできない。

ジェネラルムーブメント

新生児を仰向けに寝かせておくと、機嫌のよいときにはさまざまな自発的な運動が見られる。すでに、新生児には多様な運動が見られることを述べたが、特定のカテゴリーに分類することのできない一見奇妙な運動が存在する。それはプレヒテル (H.F.R. Prechtl) らによって名付けられたジェネラルムーブメント (general movement: GM) という運動である (Prechtl & Hopkins, 1986)。GMは図4－2のように、数秒から数分持続する手足を含めた全身の運動であり、自然な状態で繰り返し見られる。その運動パターンは、さ

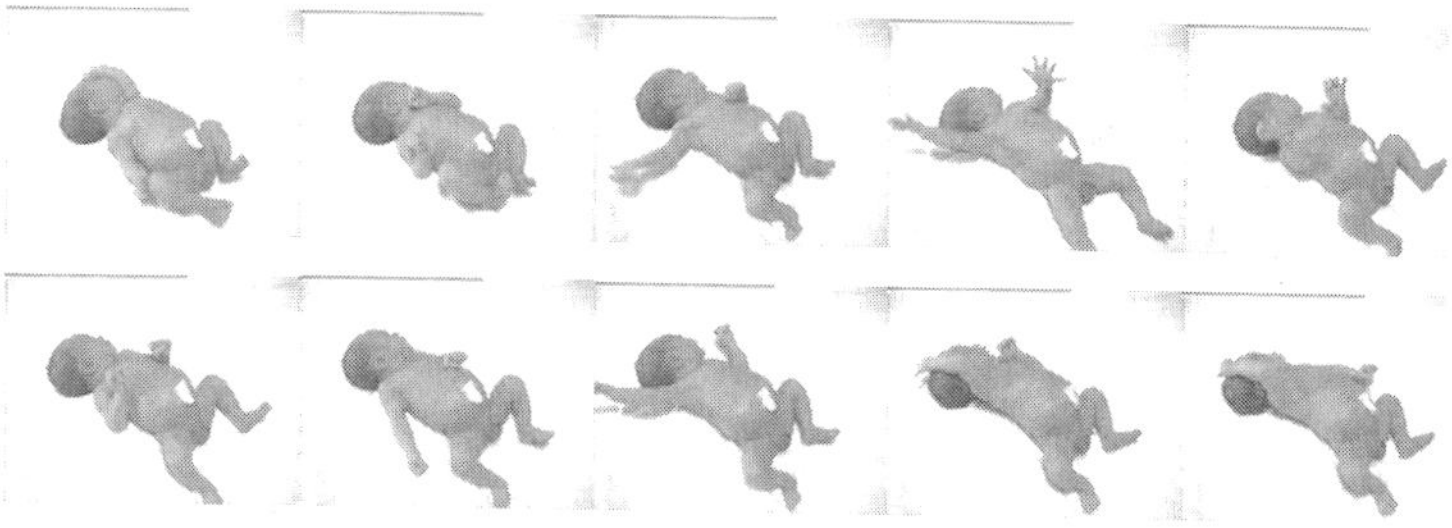

図4－2　新生児のジェネラルムーブメント

まざまな運動を包含しているようにも見え、カオス的だという印象も受ける。GMは新生児のころから顕著に見られるが、発達にしたがってパターンが変化していき、寝返りをしたり視覚性のリーチングが始まるころにはほとんど見られなくなる。もちろん、成人にはこうした運動はない。成人が横になってまねしてみようとすれば、この運動がいかに変わったものであるかがわかるであろう。自然に繰り返し見られる運動にもかかわらず、この運動の実体は謎に包まれている。そして、運動発達に何らかの機能的な役割を担っているかどうかは大変興味深い。大胆な一つの仮説は、新生児に見られるGMは発達過程で生じる多様なパターンを包含していて、そこから特定の運動がつぎつぎと分化していき、分化が終わるとGMそのものは消失するというものである。つまり新生児は、「タブララサ」（白紙状態）ではなく、「タブラカオティカ」（カオス状態）なのではないかとも考えられるのである。

ただ、乳児が、機嫌のよいときと泣いているときとでは運動は質的に異なる。そこで、乳児の状態（state）の定義をしておくことが必要である。プレヒテルは、次の五通りの状態に分類した。〈状態1〉目を閉じ、規則的な呼吸をしている。動きはない。〈状態2〉目を閉じ、不規則な呼吸をしている。大きな動きはない。〈状態3〉目を開けているが、大きな動きはない。〈状態4〉目を開け、大きな動きがあるが、泣いていない。〈状態5〉泣いている状態。目を開けているときも、閉じているときもある。

すべての状態のGMを特徴付けるのは大変なので、状態4での機嫌よく動いているときの動きだけを問題にしよう。プレヒテルらは、GMを特徴付けるものは運動パターンの複雑さと流暢さであると述べ、その運動パターンの発達過程の観察を行った。そして、GMのパターンが発達にしたがって変化していくと報告した。それによれば、新生児のGMは、ライジング（writhing）と呼ばれている。これは手足を含む全身の粗大運動であるが、個々の部分の運動の速度は変化に富んでいて、手足を動かす順序などは、簡単には予測できない。ライジングというのは、体をねじって身もだえするという意味だが、運動パターンはまさにそのような感じである。ところが、二か月ごろになると、フィジェティー（fidgety）というパターンに変化する。これは、落ち着きなくそわそわするという意味であるが、休みなくかつ滑らかに全身の各部分の屈伸を繰り返すのが特徴である。三か月ごろになると、手で何かを触ったり、リーチングしたりするような運動が始まり、GMらしい運動は徐々になくなっていく。ただ、プレヒテルらの観察は、医師らがGMのパターンを目で見て観察するトレーニングを繰り返し受けることで、これはライジング、これはフィジェティーというように分類できるようになるという方法をとっているので、客観性の点で問題がある。しかし、彼らが反射から脱却し自発運動に着目したのは、非常に重要なことであった。

自発運動と脳障害の関係

従来、脳性麻痺などの発達障害を新生児の時期に予測することは難しいこととされてきた。というのは、生後三か月ぐらいは、明らかな随意運動はなく、反射自体は正常児とそれほど変わらないからである。最近、プレヒテルらのグループは、脳性麻痺などの脳障害の予測に関して、GMの観察が従来の反射などの方法よりよい成績を与えることを示した(Prechtl et al., 1997)。GMのパターンが月齢に応じてライジングやフィジェティーのようなパターンから大きく外れていると判定されると、何らかの障害の可能性が予測され、その後の追跡調査の結果、かなりの確率で予測が適中していることを報告した。特にGMのパターンの判定基準で重要なことは、正常なGMのパターンが複雑さや流暢さをもっているのに対して、脳障害のある場合のGMが複雑さを失った単純な動きであるという点である。

近年、MRIなどの脳のイメージング技術が進歩したため、脳障害の予測という問題に対して、この方法に臨床的な意義がどれだけあるかはよくわからない。しかし、自発的に動いているときの運動パターンを評価することによって、脳神経系の発達の状態がわかるというのは、大変示唆的である。さらに、運動の発達過程の原理を知るうえで、GMの解析は重要な手がかりを与えてくれるかもしれないのである。

乳児の運動計測

私は、プレヒテルらの共同研究者であり、日本でもGMなどの行動観察をしていた小西行郎や高谷理恵子とGMに関する共同研究を行ってきた。GMの臨床的な意義はともかく、そもそもGMがどのような運動で、発達にしたがってどのように変化して、随意運動の発達にどのような機能的な役割を果たしているのかということを、客観的な計測を行い、理論的な枠組みを構築しようとしてきた。

われわれは生後数か月のGMの変化の計測を行った（Taga, Takaya, & Konishi, 1999）。乳児には裸になってもらい、左右の手首、足首の計四か所に光を反射するテープを貼り、真上に置いた一台のビデオで、自発的な運動を記録した。機嫌よく動いている状態4での運動を記録し、それぞれ少なくとも連続した三分間の記録を得た。この画像を計算機に取り込み、四か所の点の運動軌跡を抽出した。生後一か月から、毎月同じ児のGMの変化を四～五か月まで調べた。図4－3にその一例を示す。生後一か月の運動軌跡は非常に複雑で、手足がいろいろな場所を経めぐっている。ところが、生後二か月ごろになると、手足の動きは比較的単純で周期的になる。そして、興味深いことに、三～四か月になるとふたたび運動軌跡は一か月のときのように複雑なパターンを示す。これらの変化が、プレヒテルの定義した、ライジングやフィジェティーのパターンに対応するかどうかは、まだよくわかっていないが、運動のみかけ上の複雑さという点で、U字型の変化が発達過程で見られたのだ。

満期で生まれた正常児以外に、満期で出生したが脳血栓のため脳性麻痺になった児と、低体重出生児の双児でそのうちの一人が脳性麻痺と診断されたケースについても同様な計

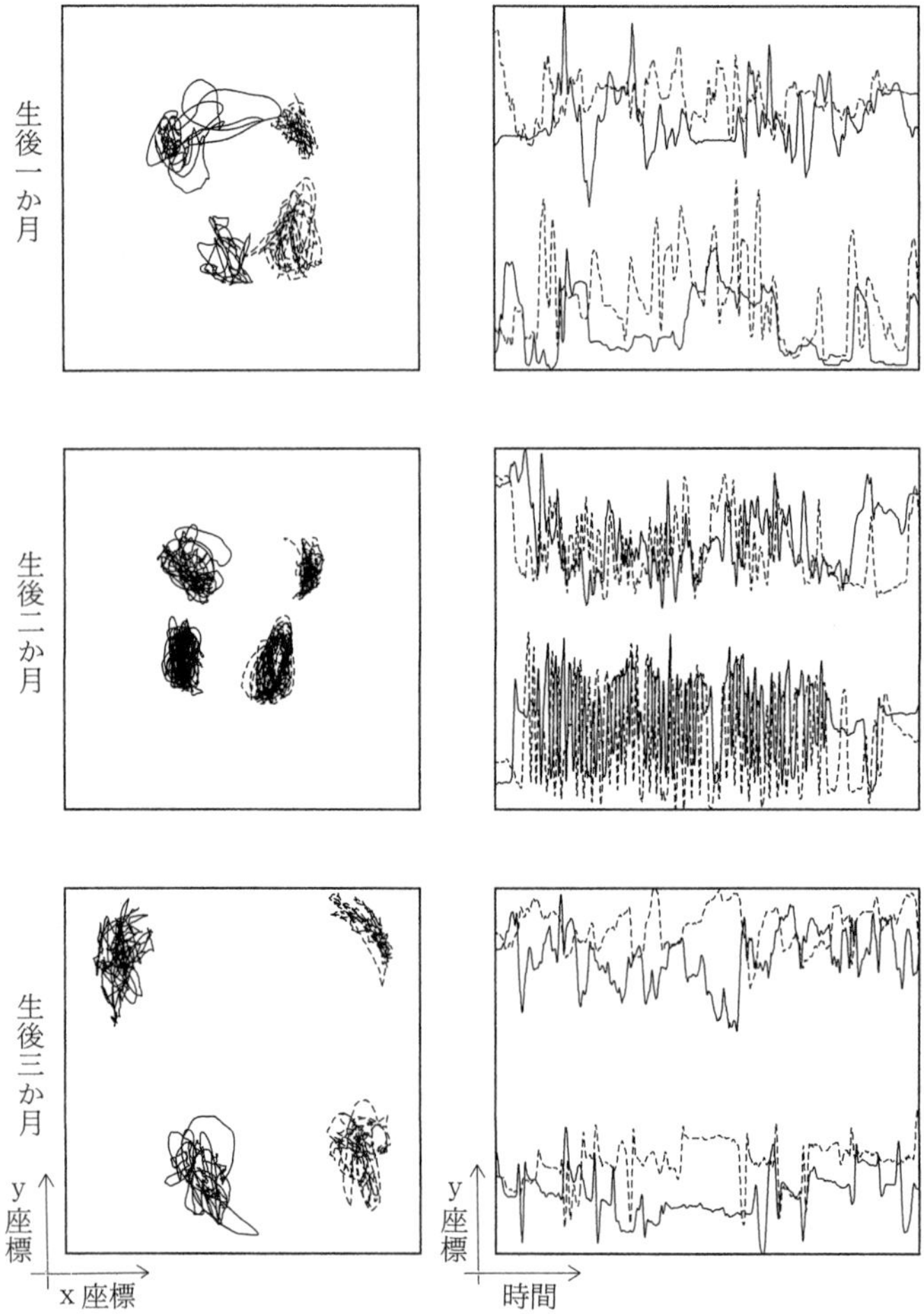

図4-3　ジェネラルムーブメントの発達過程での変化
(Taga et al. 1999 より)

測を行った。特に、双児のケースでは、正常に発達した児は受精後の週数で修正した月齢で三か月に運動が単純になった後ふたたび複雑になるというパターンの変化を示したのに対し、脳性麻痺になった児のパターンは始めから周期的で単純であり、はっきりした月齢変化も見られなかった。こうした結果は、脳に障害があると、ＧＭのパターンが単純になるというプレヒテルの報告を支持するものであった。

はじめにカオスありき

運動軌跡が得られれば、そのダイナミクスの特徴とそれを生み出す背後の法則性を知りたくなる。手足の動きは、脳神経系の活動や筋肉の収縮や身体への重力などの多くの要因の相互作用の結果として生じるはずだから、ある種の非線形力学系として表すことができるはずである。

いくつかの変数からなる非線形力学系では、そのうちの一個の変数の時系列が得られれば、全体の力学系を埋め込み法という方法で再構成できることが理論的に証明されている。つまり、一個の変数を何回か時間で微分して、それらを新たな変数とおいたときの相空間を考えれば、その相空間上での軌跡の運動は、もとの変数の方程式が作りだす軌跡の運動と同等であるということである。実際には、一個の変数を何度も時間微分すると誤差が爆発してしまうので、時間微分と同等なことを、もとの時系列に一定の時間遅れを与えたものを新たな変数とおくという操作で行う。このときの、「時間遅れ」のパラメーターと何変数増やすかという「埋め込み次元」のパラメーターの選び方には工夫を要する。

埋め込まれた時系列データの特徴づけを行うには、さまざまな方法が知られている（Kantz & Schreiber, 1997）。もし、ある非線形力学系がカオスアトラクターを生成する場合、アトラクターの幾何学的性質を特徴づける相関次元や初期条件依存性を特徴づけるリアプーノフ指数などを計算することで、その特徴を表すことができる。ただ、これらを計算するには、非常に長いデータが必要で、計測ノイズの影響を受けやすいことが知られている。

これに対して、非線形予測法と呼ばれる手法は、非常に素朴なアルゴリズムで、時系列が決定論にしたがっているかどうかを判別する（Sugihara & May, 1990）。これによって、時系列の特徴づけを行うことができる。そこで、計測した手足の時系列から埋め込みによりもとの力学系の相空間の再構成を行った後、軌跡の運動の特徴づけを非線形予測法で行った。まず、相空間のある点を選び、その点が何ステップか先にはどのような軌道を通るかを、相空間の近くの別の点を選んで、その点の運動から予測する。予測の指標として、各ステップについての予測値と実際の値の相関係数を求める。このとき、ずっと先まで予測が可能だとすると、予測指標は大きい値になり、決定論的な動きをすることを意味する。たとえば、完全に周期的な動きであれば、大きな予測指標になる。もし、時系列がカオス力学系によって生じているとすると、はじめの何ステップかは決定論的な法則にしたがっているために予測が可能であるが、時間がたつと急速に予測できなくなる。したがって、予測指標はステップ数に応じて減少する。時系列が白色ノイズであれば、次のステップの予測はできないので、ステップ数に関係なく小さな予測指標をとる。

乳児の手足の運動が周期的で規則的な場合は、おそらく、大きな予測指標が得られるであろう。もし、カオス的で複雑な運動であれば、ステップ数が大きくなるにつれて予測指標が減少するであろう。手足の運動が白色ノイズのようにランダムであれば、ステップ数に関係なく、小さな予測指標が得られるであろう。ただし、ランダムノイズが時間相関をもつ場合には、ステップ数が小さいと高い予測指標をもち、ステップ数が増えると予測指標が急速に小さくなるので、カオス的な振る舞いと区別することは難しくなるはずである。これをチェックするために、もとの時系列データをフーリエ変換して、線形の自己相関や相互相関を保ったまま位相だけをランダマイズしたものを作成する。そして同様な非線形予測を行って、予測指標に違いが生じるかどうかを調べる。これはサロゲート法と呼ばれている（Theiler et al., 1992）。

このような時系列解析の結果、計測を行ったすべての一か月児のGMは相関をもったランダムノイズではなく、短時間では決定論的な振る舞いをするが時間がたつと予測が不能になるというカオス力学系のような振る舞いをすることが明らかになった（図4－4）。そして、七人のうち四人（TC、MO、YN、MN）は、予測指標が一度大きくなった後で減少するという傾向を示した。そのうち三人はみな二か月にピークがあった。つまり、この時期に運動が一度規則的で単純になるが、その後ふたたび複雑なパターンになるということを意味している。したがって、運動パターンの単純さという点で、U字型の変化が見られたのである。一方、脳に障害がある二人では、一人は正常の児に比べて、異常に高い予測指標を示した（PVL）のに対して、もう一人は異常に低い予測指標を示し（脳梗塞）サロゲートデータと区別できなかった。

こうした時系列解析によって、乳児のGMの特徴を客観的に評価することができるようになった。そして、発達過程でのGMのパターンの変化や、脳障害がある場合のパターン

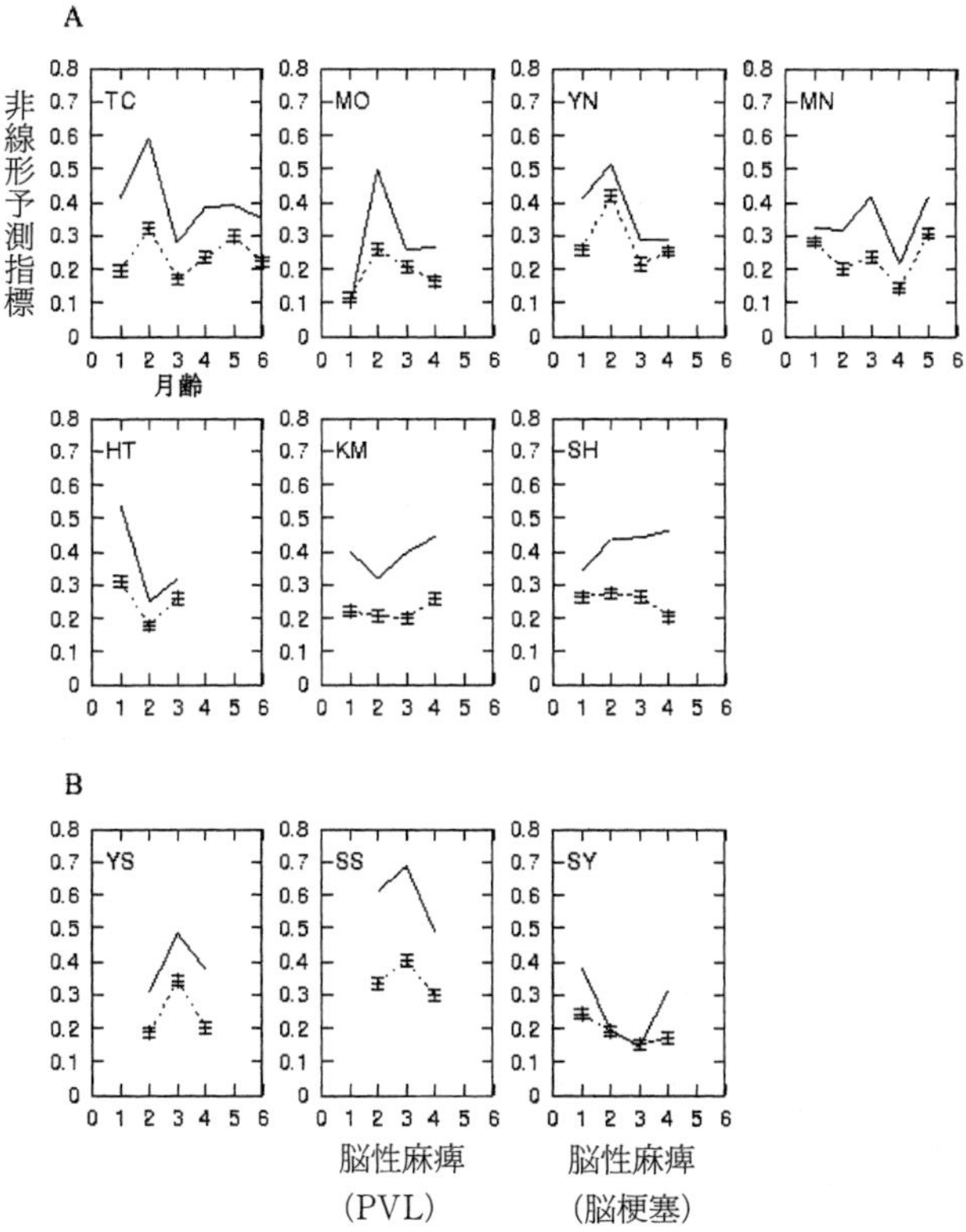

図4-4　ジェネラルムーブメントの複雑さの解析（Taga et al. 1999より）
実線：実データ、点線：サロゲートデータ

などについて、はっきりとした現象論を築くことができるようになってきた。

自発運動の三次元動作解析

最近、われわれは図4－5のようなモーションキャプチャーシステムを使って、乳児のGMの計測を行っている。光学式モーションキャプチャーシステムと呼ばれているのは、体の主な関節に赤外線を反射するマーカーをつけて、いろいろな場所に置かれた赤外線を照射する複数のカメラで、そのマーカーの運動を記録し、計算機による画像処理などによって、それぞれのマーカーの三次元座標の軌跡を計測する装置のことである。この技術は、最近急速な進歩を見せ、ゲームソフトに登場する人間の動きなどは、この方法で計測したデータをもとに作られていることが多い。バイオメカニクスなどの分野では、歩行解析などの目的でしばしば使われてきたが、乳児の全身動作に本格的なモーションキャプチャーを使う試みは、まだほとんどなされていない。GMについては、この手法を使うことで、前に述べたような手先や足先の軌跡だけでなく、関節角度など多くの自由度の動きを三次元で正確に計測することができる。これについては、現在解析中である。

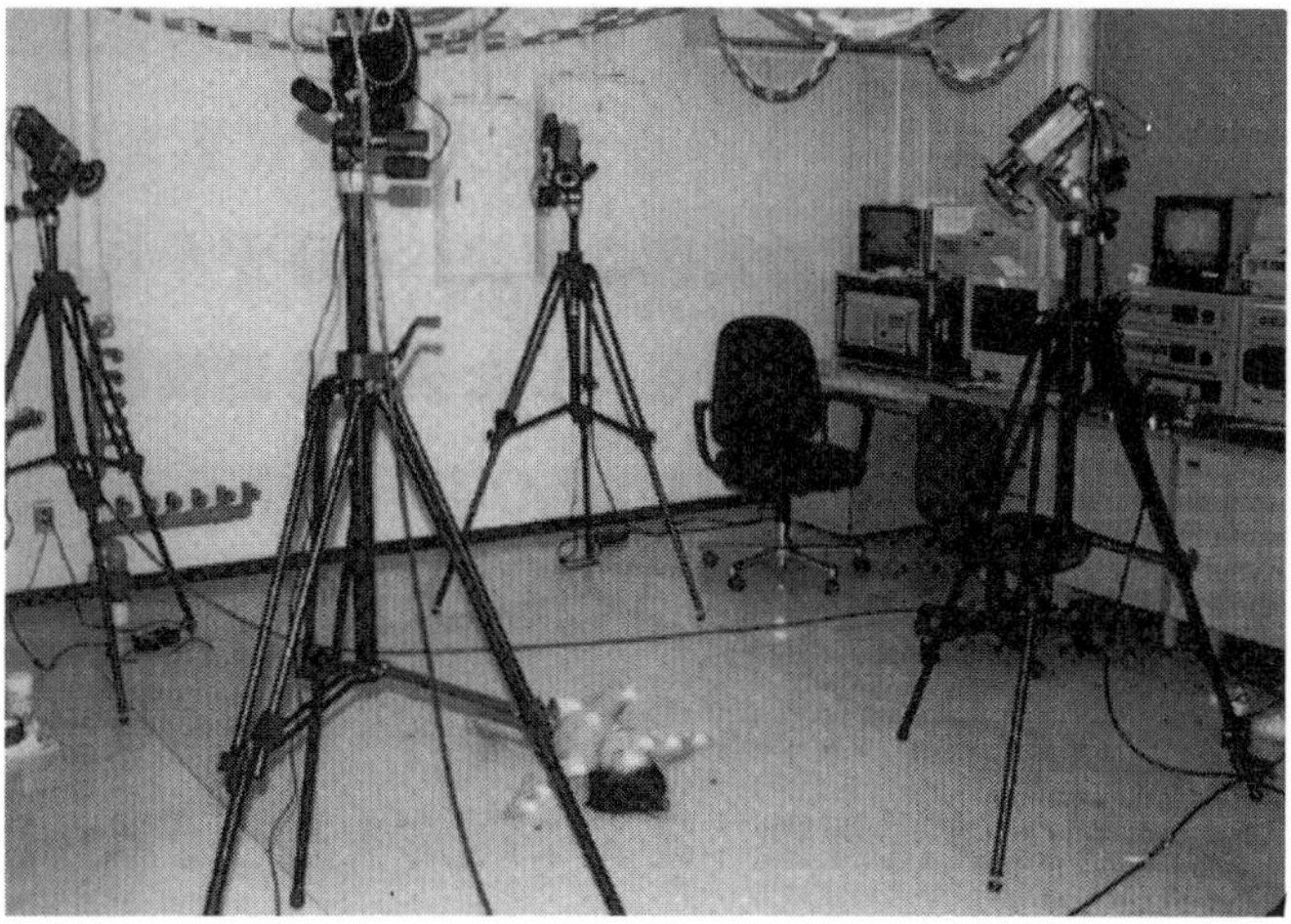

図４－５　自発運動のモーションキャプチャー

自由度問題と意図

乳児のＧＭの発達過程で、運動が一度単純になった後でふたたび複雑になるという傾向は、何を意味するのだろうか。これは、以前に述べた自由度の凍結と解放という現象としてもとらえることができるであろう。つまり、自由度の動的な凍結を行うことで、多自由度の複雑な身体の制御という問題が解決されているのかもしれない。

この自由度の凍結と解放が発達過程で生じるシナリオを考えてみよう。新生児の大脳皮質は解剖学的には十分発達が進んでいない。それに対して、脳幹や脊髄はかなり成熟しており、原始歩行を生成するＣＰＧのような神経回路網が周期的で規則的な活動を作り出すことができるはずである。しかし、新生児のGMのパターンはカオス的な運動であるのに対して、脳障害がある場合には単純で周期的な運動になるという傾向があった。このことは、新生児の時期に大脳皮質がすでに機能していることを示唆する。おそらく、大脳皮質が脊髄や脳幹で作られた運動の情報を受け取ると同時に皮質下に何らかの作用をおよぼす結果として、複雑な運動パターンが生じているのであろう。そしてこのような相互作用が大脳皮質での神経回路網形成に重要な役割を果たしているに違いない。そして、二か月ごろに運動パターンが単純になるのは、大脳皮質と皮質下の活動が協調した状態になっているからかもしれない。つまり、大脳皮質も何らかの自発的な活動を生成しながら、皮質下の活動と同期したり非同期したりということを繰り返しているうちに、同期性が高まってきたのが二か月ごろということが考えられる。もしかすると、大脳皮質の活動と皮質下の活動との一致と不一致が、運動の意図の起源になっているかもしれない。しかし、単に同期するだけでは運動が単純になるだけで、それ以上多様な運動が発達しない。そこで、三か月ごろから大脳皮質が積極的に不安定性を利用しながら、より多様な運動を作り出すようになるのではないか。そうすると、見かけ上運動の自由度がふたたび増えてくるが、新生児のときとは異なり明らかに意図をもって動いているように見えるという意味では質的に異なった状態になるのだ。

身体図式の発達

以上の説明は多自由度の身体を意図的に制御するために、ＧＭの生成が何らかの役割を果たしているかもしれないというものであった。しかし、ＧＭが必ずしも運動の発達には必須ではないが、まったく別の側面、たとえば、自己の「身体図式」の獲得に必要であるという可能性も考えられる。新生児にとって、自己の身体と環境との境界の区別がついているかどうかという議論がしばしばなされる。もちろん、これに対する正確な答えを誰も知らないが、体性感覚を通じて自己の身体についての何らかの統合はすでに成立していると考えられる。たとえば、ロシャーら（Rochat & Hespos, 1997）は新生児のルーティング反射（rooting reflex）に関する興味深い実験を行った。これは、新生児の頬を軽く指でつつくと頭を回転して指を口に加えるという反応であり、授乳行動にとっては機能的な役割を果たしているものである。ロシャーは実験者が頬をつついた場合と、乳児自身の指を実験者が摑んでつついた場合とを比較し、自分の指で頬をつついた場合には、ルーティング反応があまり起きないことを示した。このことは、自己の身体と環境とを区別していることを示唆している。

しかし、自己の身体を対象化してとらえることは、新生児には難しいのではないだろうか。つまり、自己の身体に関する自己言及の構造が始めからあるとは考えにくい。そのためには、大脳皮質がある種の観測者として、GMのような自発的な運動に干渉しながら、発達過程で徐々に身体図式を獲得すると考えるのが妥当であるように思われる。こうした自己言及的な機構によって初めて、他者の身体と自己の身体との関係を理解したり、複雑な身体運動の計画などが可能になるはずだ。GMのような一見理由のわからない運動は、こうした認知の発達に深く関わっているのかもしれない。

チンパンジーの運動発達と自発運動

ヒトの乳児に見られるGMに対応する現象は、他の動物にも存在するのだろうか。最近、私は霊長類の研究者である板倉昭二や竹下秀子から、チンパンジーの乳児もヒトのGMに似た運動をするという話を聞いた。そこで、ビデオによる記録を見せてもらったところ、チンパンジーの新生児は仰向けの姿勢で、まさにヒトの新生児のライジングのような自発運動を行っていることを確認した。チンパンジーは限りなくヒトに近い存在であるというチンパンジーの研究者の主張を、私はこのとき初めて実感した。

ＧＭのような運動が出るかどうかを決める一つの要因は、仰向けの姿勢を長時間とれるかどうかである。ヒトの乳児は仰向けに寝かされると自力では寝返りすることができない。生後四か月ごろになって自分で寝返りができるようになると、ＧＭはあまり見られなくなる。チンパンジーの新生児も仰向けにされると寝返りすることはできない。そこで、霊長類の他のさまざまな種で、寝返りができるようになる時期を調べてみると、進化的にヒトに近いほど遅い傾向がある。たとえば、オランウータン科に属するチンパンジー、ゴリラ、オランウータンなどはヒトと同様に生後数か月は寝返りができない。進化の系統樹では、オランウータン科より前に分岐したテナガザル科でも、新生児は寝返りできないが、もう少し早い時期に寝返りできるようになる。さらに以前に分岐したオナガザル科に属する日本ザルなどは、生後数日でくるっと寝返ってしまって、仰向けになることを好まない。

竹下秀子（一九九九）は比較行動発達学の観点から、仰向けの姿勢が発達にもたらす意義について興味深い議論を展開している。その一つは、仰向けの姿勢になることで手が自由になり、手の発達を促すという考えである。一般には、二足歩行によって手が自由になったことで、脳が発達し文明をもたらしたという説明がよくなされるが、発達論的に考えればば仰向けの姿勢こそ、手に自由をもたらすのである。確かに、生後数か月の赤ちゃんは、興味深そうに自分の手を振ったりつかんだりして遊んでいる。これは、前にも述べた自己の「身体図式」の獲得と深く関係していると思われる。また、別の意義としては、仰向けになって自分では動けないということが、かえって母親や他者との複雑な相互作用を形成するのに役立つという考えもある。さらに、自分が動かずに世界を傍観していることが、認知過程にとって重要だという可能性も指摘されている。第三者的立場に立つということは他者の「心の理論」をもつことに対応する。自分では動けないことが逆にこうした認知の発達の基礎になっているとすれば面白い。

2 乳児の視覚世界

注視と馴化（habituation）

運動の初期発達と同時に、視覚系による外界の知覚も発達していく。その初期発達過程

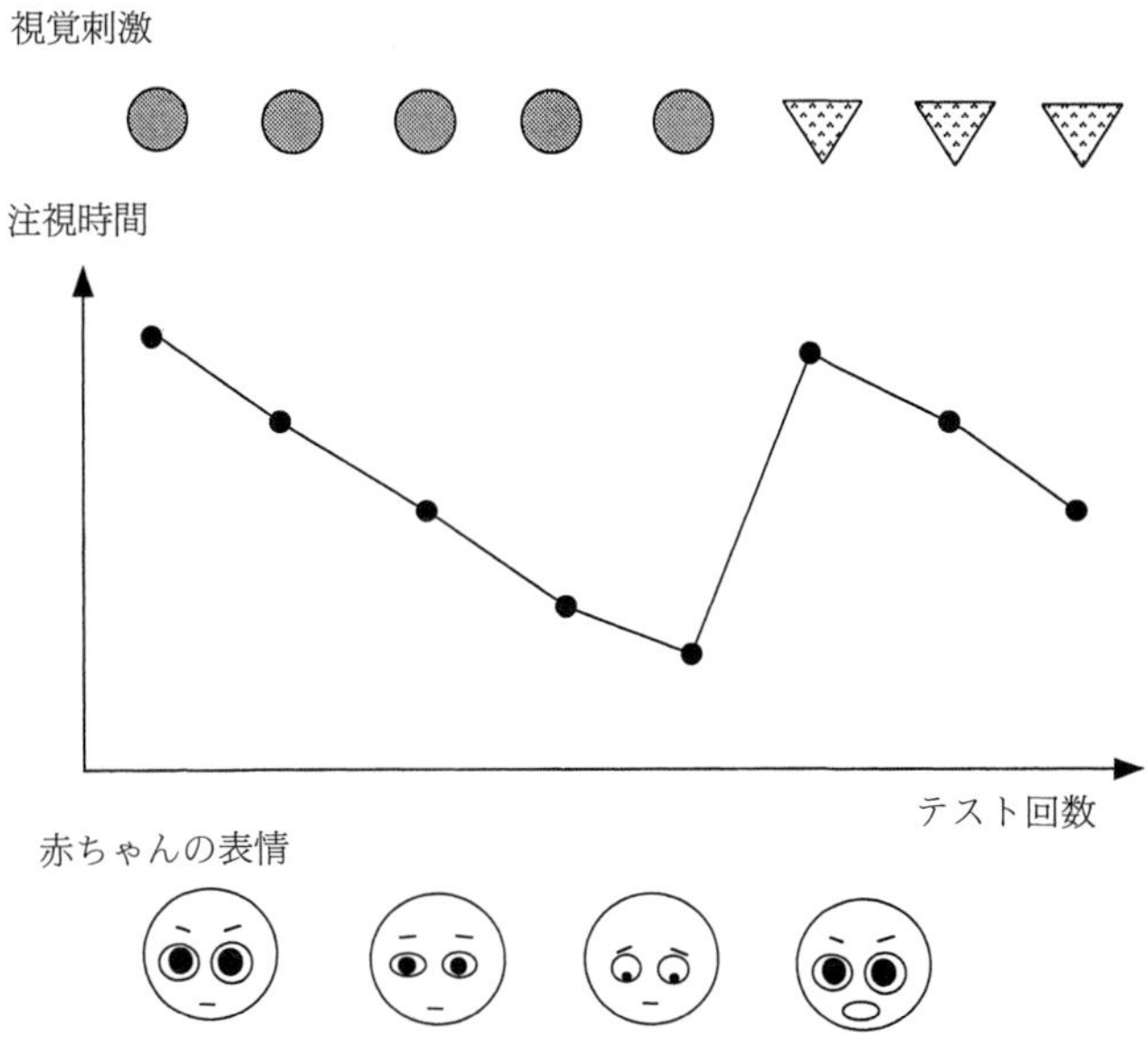

図４－６　視覚刺激への馴化

には、運動系で見られたような動的な変化があるのだろうか。乳児の視覚行動を観察すると、乳児は新しいものが好きであることがわかる。そして、非常に飽きやすい。たとえば、図４－６のように、乳児にあるおもちゃを見せると、乳児はたいてい強い関心を示し、じっとそれを注視する。乳児が見るのを止めたら、いったんそのおもちゃを隠してからもう一度見せる。するとまた、じっと注視する。このようなことを繰り返していくと、乳児がおもちゃを注視する時間は減っていく。そして、乳児の表情には飽き飽きしたという感情がいっぱいに広がるようになる。こうして乳児は目の前の物への関心を急速に失っていく。ところが、突然、以前のおもちゃとはまったく違うおもちゃを提示されると、乳児は、目の輝きを取り戻し、新しいおもちゃを食い入るように見つめる。ここでもし、まったく新しいおもちゃのかわりに、色だけが違うおもちゃを提示したらどうなるであろうか。もし、乳児が色の異なるおもちゃに強い興味を示したら、そのことは赤ちゃんが色の違いを認識していることを示唆する。

このように、新規なものに強い注意を向け、いったん認識が成立すると急速に興味を失うというダイナミックな変化は、脳の基本的な動作様式ではないかと考えられる。このことは脳科学の分野では、多義図形の認識のような特殊な例を除いてあまり注目されていない。しかし、乳児の発達心理学の分野では、馴化脱馴化法と呼ばれ、知覚の能力を調べる手段として使われている（Horowitz et al., 1972; Cohen, 1973）。また、二つの物を左右に並べて提示し、どちらを好んで見るかによって視覚の能力を調べる方法は、視覚的選好法と呼ばれている。実験者が乳児に実験を教示したり、結果を報告してもらうことはできないので、こうした方法は現在乳児の能力を知る上でほとんど唯一の方法であるといっても過言でない。

視覚の発達

一九六〇年代から、馴化脱馴化法や視覚的選好法を用いて、乳児の視覚の能力が研究されるようになった。ファンツ（Fantz, 1964）に始まるこうした研究は、乳児は「タブララサ」の状態で生まれるという考え方を、完全に否定した。たとえば、生後すぐの新生児でも、簡単な物の形や色を識別できることが示されている。ただ、生後数か月のあいだに、視覚の能力は急激に変化するのも事実である。この変化が、量的なものなのか質的なものなのかは、研究者によって意見の分かれるところである。

形、色、動き、奥行きのような視覚のさまざまな特徴を乳児がそれぞれどれぐらい識別しているかは、現在まで多くの研究がなされてきた（Slater & Johnson, 1998）。まず、視力については、生後数か月で急速に上昇し、生後六か月にはすでに成人に近い水準になっているとも言われている。形については、視力のような単純な尺度を定義することができないので一般論を述べるのは難しいが、丸や三角形のような単純な幾何学的図形ならば、新生児でも識別できることが知られている。色の場合、新生児では赤や緑は識別できるが、青は数か月たってからでないと識別できないなど、色の種類に応じて識別の発達に差があることが知られている。ところが、物の運動や奥行きが見えるようになるのは、三か月以降と考えられている。

このように、形や色のような物の特徴に関わる情報と動きや奥行きのような物の場所に関する情報とで、発達のタイミングが異なる。アトキンソン（Atkinson, 1992）は、この違いが、視覚系の異なる経路の発達の違いに起因していると考えた。つまり、形や色の処理を担っているといわれている視覚野から側頭葉へ至る腹側視覚路が早く発達し、動きや奥行きの処理を担っているといわれている視覚野から頭頂葉へ至る背側視覚路が遅れて発達するのではないかという考えである。こうした推論を押し進めれば、脳のそれぞれのモジュールが、発達過程でいつ出来上がるかを予想することができるかもしれない。

しかし、私はここで二つの問題を提起したい。第一の問題は、物の特徴を識別することができたからといって、それは必ずしもモジュールの存在を証明することにはならないということである。たとえば、赤いリンゴと青いリンゴを識別できるからといってそれは色のモジュールがあるということを必ずしも意味しない。なぜなら、リンゴの形と色とを分離せずに処理している可能性もあるからである。このことは、モジュールの分化と統合のどちらが先かという問題とも深く関わっている。

第二の問題は、異なる視覚刺激に対して生じた注視時間などの眼球運動の変化が、刺激の違いを認識したことを意味するのだろうかという疑問である。つまり、行動的に識別しているということと、主観的に見えているということは、必ずしも同じではないという可能性である。実際、成人の脳障害の症例では、意識の上では見えないのに眼球などは正しく反応するという盲視（blind sight）のような現象が知られている。新生児はさまざまな視覚刺激を識別することができるが、主観的にもこのことを認識しているのだろうか。ただ、乳児は主観的な世界を言語報告できないので、これは最後まで答えることの難しい疑問として残るかもしれないが。

モジュールの分化が先か統合が先か

発達過程において、モジュールの分化と統合のどちらが先なのだろうか。そのシナリオとしては、二つの極端な可能性が考えられる。一つは、色・形・動きなどのモジュールは生得的にあり、発達過程でそれらのあいだの統合が徐々にできていくというもので、ピアジェ的シナリオあるいは構成主義と呼ぶことができる。この場合、新生児は特徴のバインディングができないが、月齢とともにバインディングの能力が次第に上がっていくはずである。もう一方のシナリオは、生まれたときには物の特徴を分解せずに物を物として知覚し、発達過程で個々の特徴のモジュールが分化していくというもので、ゲシュタルト的シナリオあるいは生得主義と呼ぶことができる。この場合、新生児の知覚はすでに統合されていて、バインディング問題などそもそも存在しないはずだということになる。私は、第三のシナリオとして運動系などによく見られるU字型発達があるのではないかと考えた。しかし、これは実際に調べてみないとわからない。そこで、これを検証するような実験について、カリフォルニア工科大学の下條信輔と計画し、当時、こちらの大学院生の池尻知弘、福井大学の竹内恵子、埼玉医大の小西行郎らと実験を行った。

視覚の発達過程で見られたU字型変化

われわれは、乳児が、二つ同時に提示された物の形と色の組み合わせを識別できるかどうかを馴化脱馴化法を用いて調べた（Taga et al., in press）。図4－7のように、赤ちゃんに、コンピューターディスプレイ上の赤い丸と緑の三角形の二つの図形を提示した。ただし、それぞれの図形の内部に二個の丸や三角形を描いて、顔のように見えるものにした。これは、乳児の興味を強く引くための工夫である。もう一つの工夫としては、乳児が図形を注視していないときには、二つの図形を同時にゆっくりと動かすようにし、注視が始ま

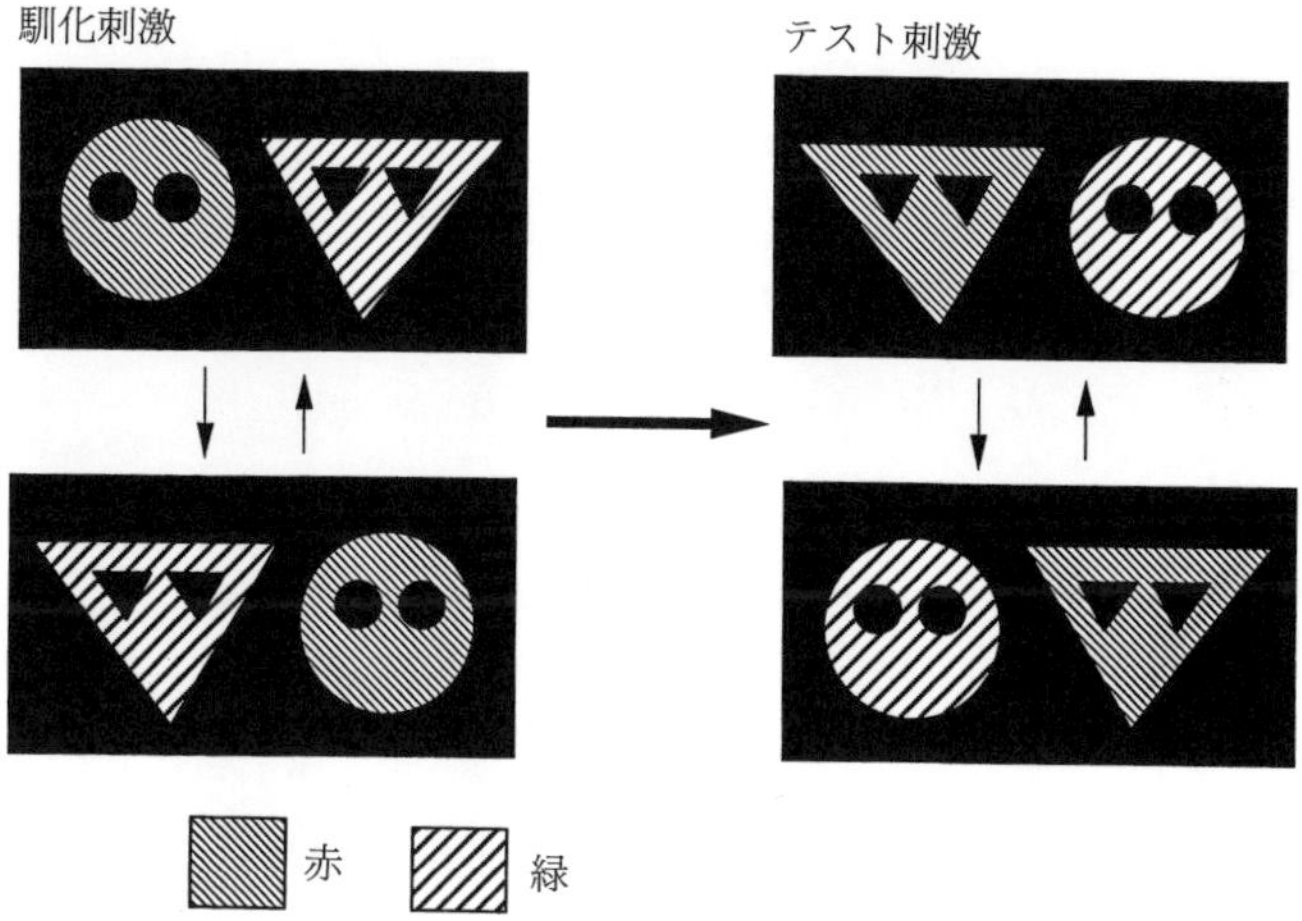

図４－７　形と色との統合実験に用いられた視覚刺激
(Taga et al. in press より)

ったら動きを止めてじっと注視させるという方法を考えた。乳児が図形を注視し始めてから目をそらすまでを一回の試行とし、よそ見をしているあいだに、二つの左右の図形の位置を入れ換えて提示し、次の試行を始めた。こうした試行を繰り返し、注視時間が減ってきて、あらかじめ設定していた馴化基準に達したところで、図形の形と色の組み合わせを変化させた。つまり、赤い丸と緑の三角形のかわりに、緑の丸と赤い三角形を提示した。ただし、統制群として馴化基準に達した後も同じ図形を提示しつづけるという実験も行った。このような刺激の変化の前後で、脱馴化が起こり注視時間が変化すれば、乳児は刺激のちがいを識別したと結論づけられる。

実験は難航を極めた。というのは、新生児や生後一～二か月の乳児は機嫌のよい状態が短く、馴化・脱馴化はおろか、図形を注視させることすらできない場合もあるからである。しかし、地道に被験児数を増やして明らかになった結果は驚くべきものだった。図4－8に示すように、生後一か月児は、新しい組み合わせの図形に対して、非常にはっきりとした脱馴化を示した。ところが、生後二か月児では、統計的に有意な脱馴化が認められなかった。ところが、生後三か月児は、ふたたびはっきりした脱馴化を示した。この結果から、新生児がすでに色と形の組み合わせの違いを識別できること、二か月ごろに成績が一度低下するが、三か月になるとふたたびはっきりとした識別を行うようになるということが示唆された。

選択的注意の発達

なぜ、このように生後数か月のあいだに色と形の組み合わせの識別に関してU字型の変化が見られたのだろうか。注視時間の変化だけでなく、眼球運動のパターンなども細かく分析した結果、次のような変化の傾向があることが明らかになった。

馴化するのにかかる時間を調べたところ、成績の悪い二か月児が、提示された図形を飽

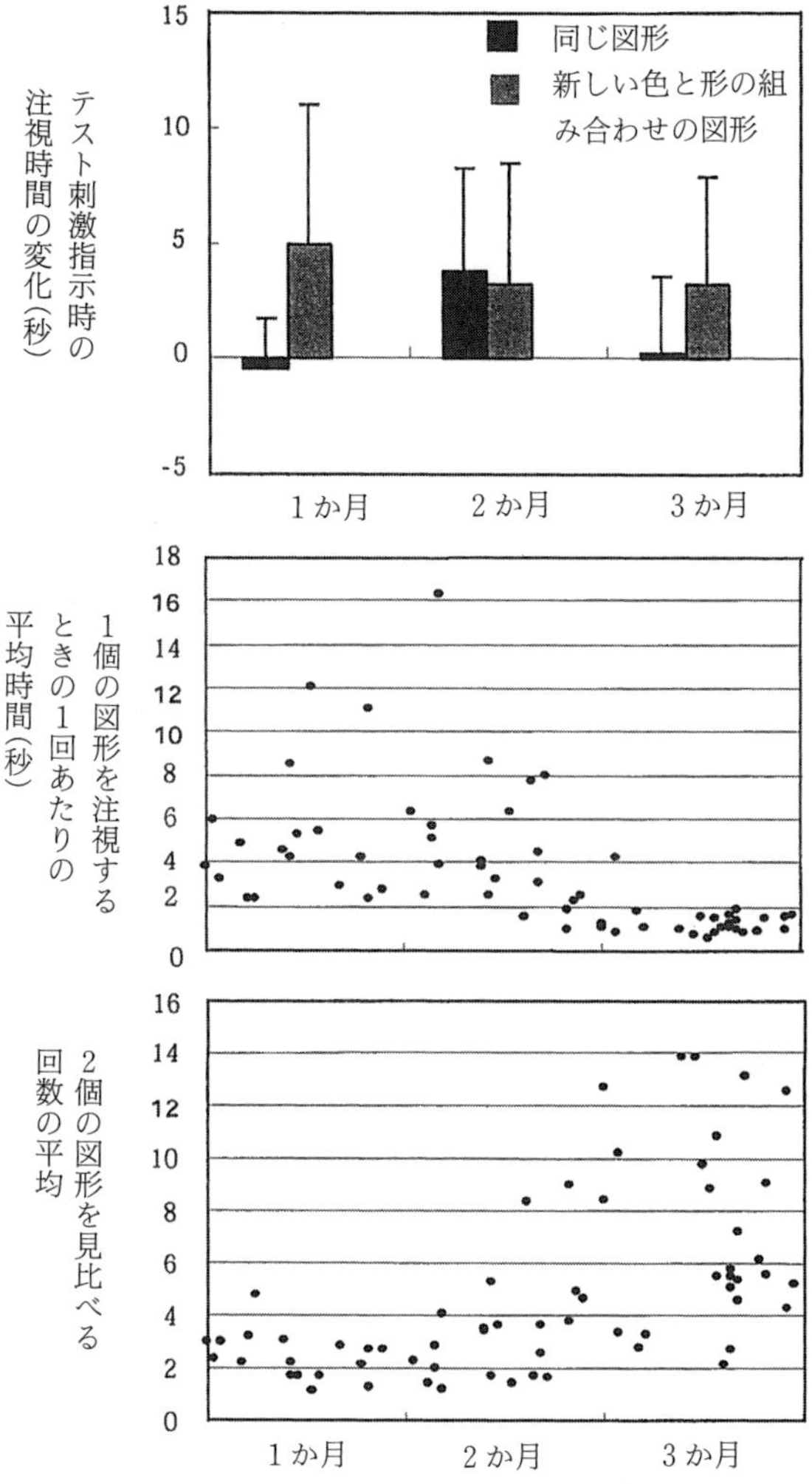

図4-8　**形と色の統合のU字型の成績**（Taga et al. in press より）

きずに見つづける傾向がもっとも強いことがわかった。これに対して、一か月児や三か月児は、比較的早く飽きる傾向があった。さらに、急速に視線を動かすサッカードと呼ばれる眼球運動が一回の試行当たりに起こる回数を調べたところ、図4－8のように、三か月児のみが繰り返しサッカードを行うことが明らかになった。つまり、左右の図形を何度も見比べるのだ。

これらの結果から、一か月児はあまりはっきりとした眼球運動は行わずに、刺激図形全体を見て、比較的急速に馴化し、新しい色と形の組み合わせ刺激があらわれると、はっきりとした脱馴化を起こす。ところが、二か月児は刺激の一部をじっと注視し、しかもなかなか馴化しなくなる。これは、強制注視といわれ、一～二か月児がしばしば見せる行動としてよく知られている。そして、馴化基準に達するような注視時間の減少が起きても、同じ刺激に対して、長い注視が復活する傾向が強いので、新しい刺激を識別しているかどうかはっきりしない。三か月になると眼球運動に急激な変化があらわれ、左右の図形のあいだをサッカードするようになる。これは能動的な選択的注意（Treisman, 1999）があらわれたことを意味している。そして、比較的急激に馴化し、新しい刺激に対しては、はっきりと脱馴化するようになる。

選択的注意という観点から、こうした視覚行動の変化を整理してみることは示唆的である。一か月児は視覚刺激を注視するが、二つの刺激図形のあいだの選択的注意の切り替えはないようである。それでも色と形の組み合わせの違いには気づく。二か月になると、刺激の一部に注意が向けられると、そこをじっと注視し注意の開放ができなくなる。この視覚行動は、頭頂葉障害のバリント症候群を思わせるものである。バリント症候群は、選択的注意に障害があり、色と形の結合錯誤を起こす（Friedman-Hill et al., 1995）。三か月になると、二つの図形のあいだの選択的注意の切り替えを行い、色と形の統合が間違いなく行われるようになる。

ゲシュタルト的知覚からモジュール的知覚へ

一か月児は明らかな選択的注意の切り替えがないにもかかわらず、どうして二つの図形の形と色の新しい組み合わせに気づくことができたのであろうか。ジョンソン（Johnson, 1997）は、解剖学的知見や行動学的知見から、新生児の眼球運動は、主に上丘によって制御されていると考えている。この部分は、生後すぐに働き始めていて、視覚的に目立つものへ眼球を向ける役割を果たしているらしい。そして、大脳皮質の第一次視覚野は、一部が機能し始めていて、視覚パターンの分析を行っているようである。もし、これらが正しいとすると、われわれの実験では、ゆっくりと動く視覚刺激に反応して上丘が働くと注視が始まり、視覚野でパターン認識が行われると予想される。ただ、そのときの認識の機構は、三か月以降とは異なり、ゲシュタルト的な機構なのではないかと考えられる。形や色のような個々の特徴に分解せずに、物を物全体として見ているのではないだろうか。つまり、大脳皮質で特徴のモジュールがまだ分化していないのではないか。そうでなければ、われわれの実験でのよい成績を説明することができない。

二か月児で成績が落ちることと強制視が見られることのあいだには深い関係があると考えられる。強制視はモジュールを分化させるために重要な役割を果たしているのではないか。つまり、視野にあるたくさんの物のなかから、特定の物だけに注視を向けることで、特徴の分析を行い、モジュールの特異性を向上させることができる可能性がある。この時期には、視覚野から側頭葉へ至る腹側視覚路が発達し、形や色のモジュールによる分析が行われるようになるのかもしれない。逆にモジュールができてしまうと、バインディング問題による結合錯誤の危険性が生じるが、一つの物を強制注視することで、他の物の特徴との干渉を避けることができる。おそらく、こう考えると、この時期に複数の物の認識に関わる成績が落ちることは自然である。

三か月になって急に始まるサッカードは、頭頂葉の発達と関連していると考えられる。この時期から、物の位置や動きの認識に大脳皮質が能動的に関わるようになることは、他の行動実験などからも示唆されている。おそらく、視覚野から頭頂葉へ至る背側視覚路が発達すると考えられる。左右の図形をすばやくサッカードする行動からは、選択的注意と

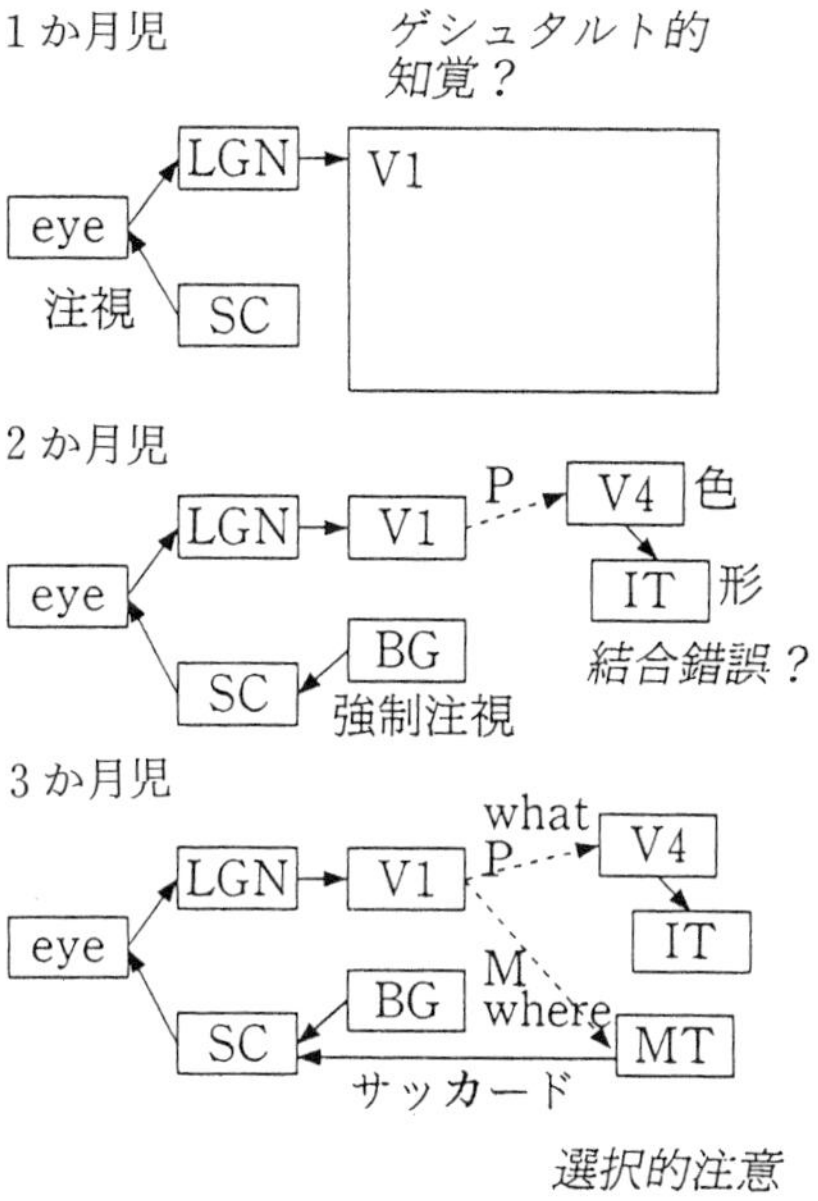

V1、V4：視覚野
SC：上丘
LGN：外側膝状体
IT：下側頭
MT：中側頭
BG：基底核

図4-9　バインディングと脳の発達に関するモデル

いうストラテジーによってバインディング問題を解決していると考えられる。

図4－9に以上のようなシナリオを図示した。ただ、これはまだ仮説の段階であり、今後の研究を待たなければならない。光トポグラフィーのような手法で、乳児の覚醒時に脳活動を計測することが可能になれば、少なくとも空間的に離れた場所にあるモジュールどうしの相対的な活動度の変化などを検証することができるようになるだろう。しかし、もしこのシナリオがおおむね正しいとすると、発達という現象はきわめて興味深い問題を提起する。つまり、新生児の見ている世界とわれわれの見ている世界は質的に異なるものであるかもしれないということである。しかも、新生児の視覚世界は、発達途上の不完全なものというわけではなく、高度に統合された世界なのである。

3　運動感覚統合のU字型現象

運動感覚統合の発達

自発的な運動や視覚の初期発達に焦点を絞って述べてきた。ここでは、体性感覚、視覚、聴覚などの感覚と運動との統合に関する初期発達についても、しばしばU字型の変化が見られることを述べたい。異なる感覚モダリティーの統合や、運動と視覚の統合の発達については、ピアジェ（J. Piaget）とギブソン（J.J. Gibson）による二つの極端な理論的立場がある。たとえば、運動と視覚の協応という問題を考えてみよう。ピアジェによれば、新生児の運動系と視覚系とは独立していて、発達過程で次第にそれらのあいだの相互作用が構築されることで、協応が次第に成立するという（Piaget, 1972）。一方、ギブソンによれば、運動系と視覚系とは新生児から統合されており、むしろ生後の発達過程でそれらが分化していくという。ここでは、U字型の発達という現象がもつ意味を考察し、ピアジェ説とギブソン説の対立を乗り越える考えを提示したい。つまり、新生児の運動と感覚とはある種の統合が成立しているが、大脳皮質のレベルで身体や外界の表象をもつために、身体や外界の探索を行い、その過程で一度システムの再構築が行われるというシナリオである。

顔のようなパターンの追視行動

乳児はヒトの顔を他の物から識別できるだろうか。乳児はいつから母親の顔を認識できるのか。こうした問題は、視覚系の発達研究の中心的なテーマの一つである。馴化脱馴化法や視覚的選好法を用いた研究では、生まれたばかりの新生児が図式的な顔を好んで見るという報告がある。一方、生後二～三か月後に識別できるようになるという報告もあり、まだ完全な結論がでていない。

ジョンソンらは、乳児を回転する椅子にのせて、顔のようなパターンまたはそうでないパターンの視覚刺激を提示した。乳児がそれを注視すると椅子をゆっくり回転させた。乳児は、視覚刺激を注視しようとする限り、眼球や頭を動かして追跡するが、回転角度が大きくなると追跡をやめてしまう。そこで、椅子の回転角度で乳児の追視行動を評価した(Johnson et al, 1991)。その結果、一か月児は、顔のようなパターンのほうをよく追視することが明らかになった。しかも、二か月以降にはそうした追視行動が消えてしまうことがわかった。

ジョンソンらは、顔の知覚が二つの機構に従っていると考えた。顔のようなパターンへ自動的に注意を向ける生得的な機構があり、一か月児の行動はこれによって説明できる。三か月ごろになると、それまでの機構にかわって、大脳皮質での第二の機構が発達する。そして、たとえば「お母さんの顔」のような表象に基づいて知覚が行われ、追視行動もそれに基づいて行われるようになる。

このことは、顔のようなパターンの知覚と追視行動とのあいだの関係が発達過程で動的に変化することを示している。つまり、生得的に視覚と運動のあいだに機能的な協応構造があるが、視覚系や運動系のなかで、機能的な分化あるいは表象に基づいた機構が生じると、その協応構造が動的に変化する。これは、Ｕ字型変化の典型的な例であるといえよう。

おしゃぶりと接触運動

生後間もない新生児は、しばしば自分の指をしゃぶっている。もし、無理にその指を離したとしても、また指を口にもっていっておしゃぶりを始める。このような動作は、運動

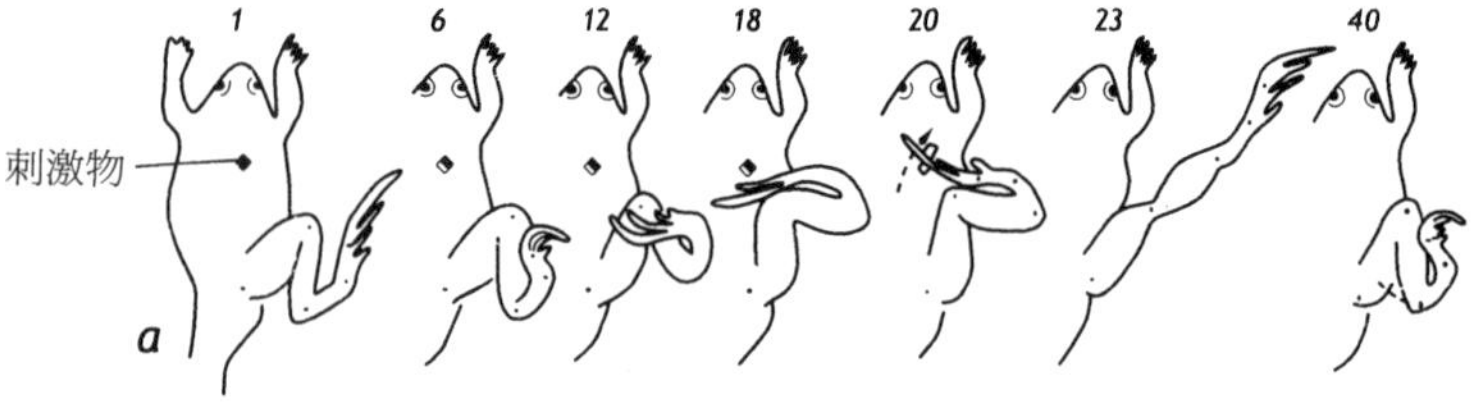

図4-10　脊髄カエルのリーチング（Berkinblit et al. 1984より）

と体性感覚とが協応していなければ起こり得ないはずである。新生児が自発運動を行っている時間のうち一五パーセントはこの運動であるという報告もある。手と口の接触運動は手先の口へのリーチングと指しゃぶりからなるが、バタワースとホプキンス（Butterworth & Hopkins, 1988）は、新生児でも手が口にふれる前から口を開けていると報告している。このことは、手と口の協応が新生児ですでに成立していることを裏付けるもので、ピアジェ的な考えがあてはまらないことを示している。

ドフリースら（de Vries et al., 1984）は、超音波を用いて、同様な手と口の接触運動は一二週の胎児にも見られ、手を顔に接触させる運動は、一時間あたり一〇〇回にものぼることがあることを見つけた。したがって、新生児に見られる手を口にもっていく運動は胎児期に獲得されたものであるといえる。

ヒトの胎児や新生児に見られる協調動作の神経機構は明らかでない。ここで思い出されるのは、図4－10に示したような除脳した脊髄ガエルが体の任意の場所に付着した刺激物を足で払い除けられるという実験である(Berkinblit et al., 1984)。ビッツィら（Bizzi, Mussa-Ivaldi & Giszter, 1991）は、脊髄には基本的なベクトル演算を行うような神経回路網があって、任意の体の場所に足先のリーチングを行うことができる仕組みを提案した。こうしたカエルの脊髄のもつ能力を考えれば、ヒトの胎児や新生児で同等のことができても不思議ではない。実際、われわれがモーションキャプチャーの実験のために新生児の全身に多数の反射マーカーを貼ると、偶然とは思えないかなりの確率で新生児がそれらの一部をうまく剝がしてしまうことがある。

さらに、乳児の手を口へもっていく動作の生後発達を追跡すると、U字現象に遭遇する。つまり、生後二か月ごろにこうした動作の頻度が低下するのである。そして、三か月以降にまた増加する。

高谷理恵子らは、未熟児の自発運動の生後発達を詳しく調べた。手を口にもっていく運動だけでなく、手が体の一部、たとえば、顔、頭、体幹、手、足と接触する運動の分類を行った。そして、GMやスタートルなど他のさまざまな運動パターンとともに、アクトグラムを作成した。その結果、受胎後三四週の未熟児には、手を口にもっていく運動をはじめ多様なレパートリーの運動が認められたが、受胎後四八週、つまり修正月齢で二か月ごろに、接触運動がほとんど見られなくなってしまった。ところが、受胎後五三週、つまり修正月齢で三か月になると、ふたたび接触運動が見られるようになった。GMはどの週数でも見られたが、接触運動がなくなった修正月齢二か月は、前にも述べたように、運動が一時的に単純になる時期である。この結果から、GMのパターンのU字型の変化と接触運動の頻度のU字型の変化とには何らかの関係があるのではないかと思われる。一つの可能性は、新生児のGMはあらゆる種類の運動を包含しているが、二か月ごろに接触運動が一度消えるのは、その運動が分化するために必要なのではないかということである。さらに推測すると、二か月ごろは、手足の粗大運動に関して、大脳皮質での表象と運動の制御を確立するために、接触運動は抑制を受けているのかもしれない。そして、三か月になると、接触運動に関する随意的な制御の獲得を行っているのかもしれない。

プレリーチングとリーチング

目の前にあるものを見てすっと手を伸ばす。われわれが日常的に意識もせずにできることの運動は視覚リーチングと呼ばれ、運動制御の研究でもっともよく取り上げられる問題である。発達過程で明らかに視覚リーチングができるようになるのは生後四か月以降である。

したがって常識的には、視覚と運動の協調は、ピアジェが言うように多くの試行錯誤を繰り返しながら徐々に獲得されると考えられてきた。生後三か月ごろ、乳児は不思議そうに自分の手を前方に上げてじっと見ることがよくある。これは、ハンドリガードと呼ばれ、視覚と運動の協応に必要な動作のようにも見える。つまり、ハンドリガードする前の赤ちゃんは、自分が動かす手と目で見た自分の手との対応がわかっていないのではないかと考えられていた。

これに異義を唱えたのは、バウアー（Bower, 1986）やフォンホフステン（von Hofsten, 1984）らの新生児に関する研究である。バウアーによれば、生後二、三日の新生児でも胴体を適切に支えてやれば、視野に入った物体に手を伸ばすという。さらに興味深いことに、新生児にはリーチングが見られるのに、生後一か月から三か月のあいだは、リーチングを誘発することは難しくなるという。四か月以降では、明らかなリーチングが見られるようになるから、これも典型的なU字型現象である。こうした新生児のリーチングはプレリーチングと呼ばれている。フォンホフステンは、プレリーチングは視覚と運動が十分に分化していないために生じるが、分化が起きると一方が他方を抑制するようになり同時に起こることがなくなることで、U字型の変化が生じると考えた。そして、さらに一段高次のレベルでの統合が起きることで、随意運動として視覚リーチングが生じるというのだ。

新生児において、視覚的な目標に向かって本当にリーチングが生じるかどうかは現在でも議論の余地がある。しかし、少なくとも、視覚系と運動系とのあいだにある形の協応があることを示す巧妙な実験が、ファンデアメールら（van der Meer et al., 1995）によって行われた（図4－11）。新生児はふつう仰向けの姿勢で頭を真上に保持することはできない。そこで、顔の向いたほうの手の動きはよく見えるが、反対側の手は見ることが難しい。もし、両手に糸をつけてベッドに固定した滑車を通じて軽い荷重をかけてやると、赤ちゃんが手に力を入れなければ、糸に引っ張られて手は下方に

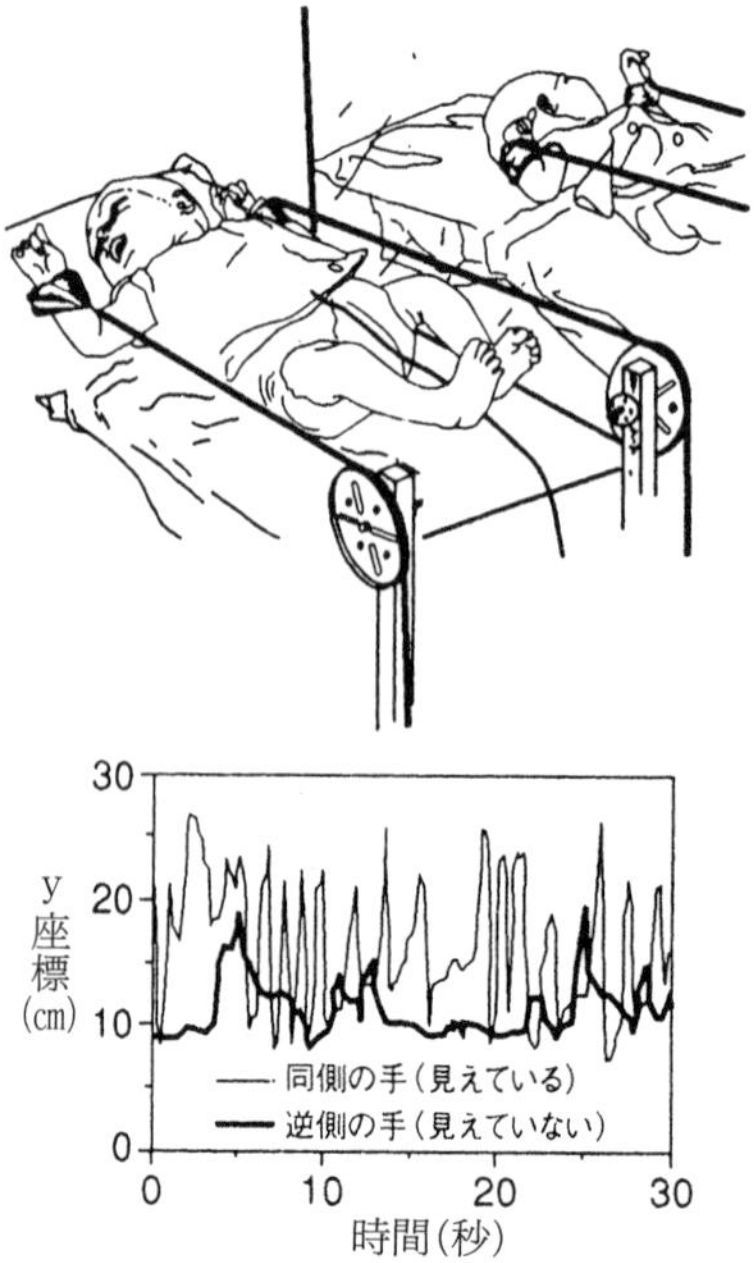

図4-11　新生児の視覚と運動の統合の実験

(van der Meer et al. 1995より)

伸ばされた状態になる。自分の手が視野に入るようにするためには、その荷重に抗して手を動かさなければならない。このような状態にしておくと、新生児は視野に入るほうの手をよく動かすことが明らかになった。さらに面白いのは、顔が向いている側の手を隠して、ビデオで撮影した顔と反対側の手を見せると、ビデオに写った手をよく動かすことがわかったのである。

ファンデアメールらは別の実験で、部屋を真っ暗にして、自分の手が見えない条件と、側方からビーム上のライトを照らしてそれを手が横切ると手先が明るく見える条件とを比較した。そして、後者の条件で、新生児が手先が光るような位置に腕を動かす確率が高いことを示した。このことは、自分の体と視覚系とのあいだに協応があることを示している。

最近、私は大学院生の立花達史と同様な実験をまだはっきりとしたリーチングを行わない生後一～四か月の乳児で行った。しかし、残念ながら二つの条件のあいだに有意な差異を見いだすことができなかった。実験条件に問題があるのか、この時期の乳児には、U字型現象の影響で、協応が見られなくなっているせいなのかなど、検討中である。

生後三、四か月以降の随意的なリーチングについては、近年多くの研究がなされている。たとえば、視覚リーチングができるようになったばかりの乳児を暗室に入れて、リーチングの目標だけが光って見えるようにする。乳児は自分の手先は見えないにもかかわらず、容易に目標物に手を伸ばして触ることができる。このことは、リーチングは体性感覚に導かれた弾道運動であり、自分の手先と到達点とを見ながら視覚的に運動を誘導するのではないことを示唆している。

テーレンら（Thelen & Smith, 1994）はリーチングを開始する前後の乳児の腕の運動軌跡を繰り返し測定し、安定したリーチングのパフォーマンスが得られるようになっていく発達の過程での変化を詳細に調べた。そして、もともと活発に自発運動する児とあまり自発運動を行わない児とでは、視覚リーチングが安定化されるストラテジーには大きな違いがあることを示した。たとえば、活発な児のリーチングは始めは何度も曲がりくねって不必要な動きをしていたのが、だんだんとまっすぐな軌道をとるように変化していく。一方、おとなしい児のリーチングには不必要な動きはないが、始めゆっくりと行われ、だんだんと速度が増していくように変化する。この研究は発達過程が、決まった単一の軌跡をたどるものではなく、さまざまな多様な可能性から乳児の個性に応じて適切な軌跡が選択されていくというそれまでの発達の理論にはあまりなかった考えを示したものであった。

このように、新生児のプレリーチングとU字型現象、視覚と運動の協応、ハンドリガード、多様なリーチングのパターンなど、これら魅力的な現象はどれをとってもその機構は十分に明らかになっていない。われわれが調べているGMとリーチングの関係なども、今後の重要な研究課題である。

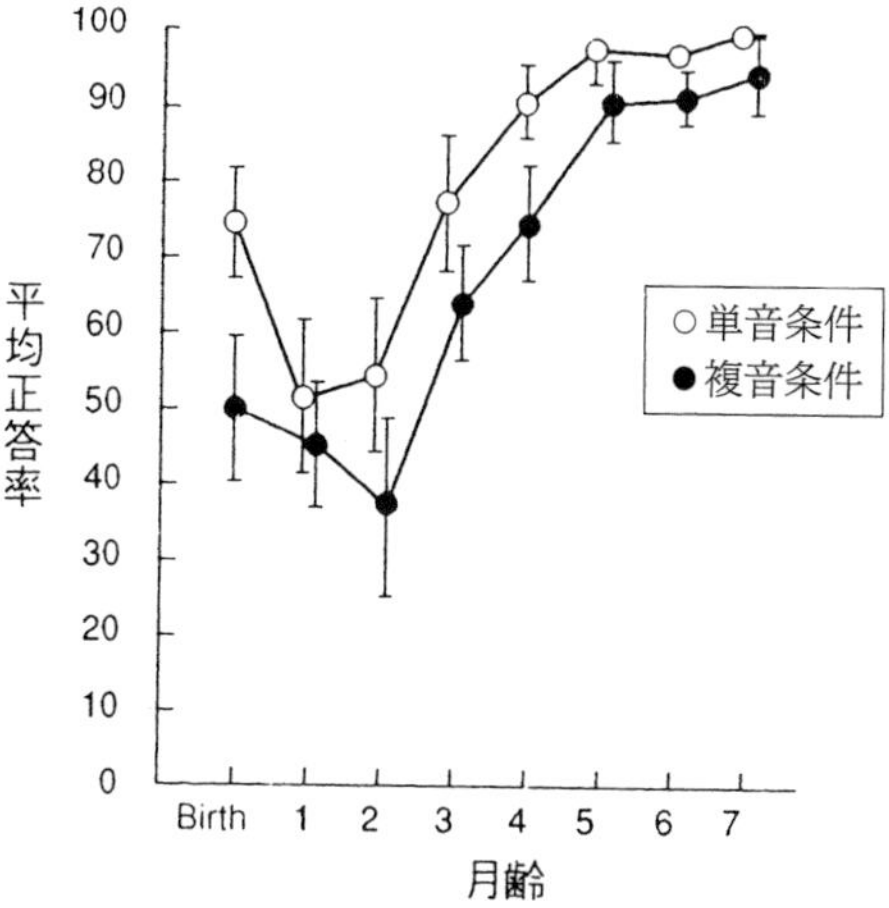

図4－12　聴覚刺激方向へ首を向ける運動の発達変化
（Muir et al. 1989より）

聴覚と運動の統合

聴覚と運動の統合をあらわす行動の一つに、音の鳴った方向へ頭を向ける運動がある。新生児から七か月までのこの行動を調べた研究は図4－12のような見事なU字型の変化を示した（Muir, Clifton & Clarkson, 1989）。新生児に、左右のどちらかのスピーカーから音を鳴らす実験を行うと、驚くことに七五パーセントぐらいの確率で音のした方向に頭を向けることができる。ところが、さらに驚くことに、二か月前後になるとこの確率は五〇パーセント、すなわち、偶然のレベルにまで落ちてしまう。三か月を過ぎるとまた成績が上昇して五か月ごろには九〇パーセントを超えるようになる（単音条件）。さて、左右のどちらかのスピーカーで音を鳴らすかわりに、左右のスピーカーで五ミリ秒ずらして短い音を鳴らすと、成人では先に鳴ったほうの音しか聞こえないことが知られている。そこでこのような刺激を乳児に与え、先に鳴らしたほうのスピーカーに頭を向ける確率を調べると、二か月までは有意な結果が得られないが、三か月以降から成績が上昇することが明らかになった（複音条件）。先に鳴らしたほうしか聞こえないということには大脳皮質が関与していると考えられている。そこで、聴覚と運動の協応の機構の中心が、二か月前後に皮質下から皮質へと移ることがU字型の変化の原因になっているのではないかと推測されている。

運動パターンの認識と運動イメージの発達

乳児にとって、自分の身体は主体的に動かすことのできる自己の一部である、ということは自明であろうか。乳児はどれぐらい自分または他者の運動を認識しているだろうか。乳児には脳内に運動イメージのような表象はあるのだろうか。運動の認識や運動イメージといった場合、いろいろな種類のものが考えられる。たとえば、自分の身体が動いている状態を自分からの視線で認識すること、自分の身体の運動を他者からの視線でイメージすること、他者の身体運動の認識、自分が運動しているときの体性感覚のイメージなどさまざまである。

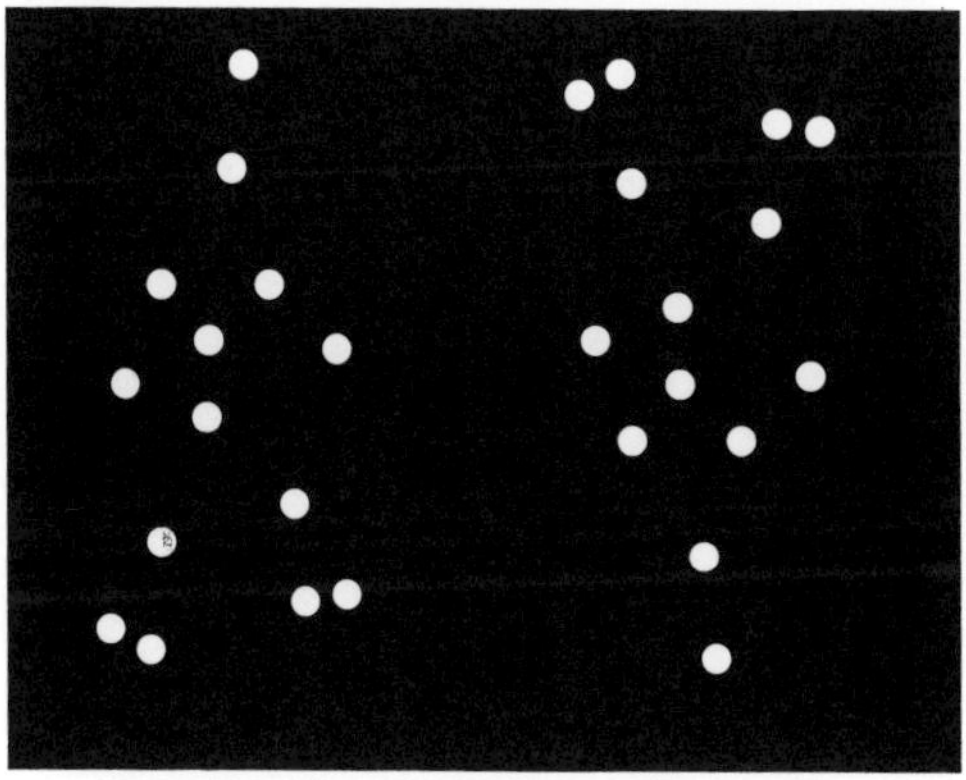

図4-13　バイオロジカルモーションディスプレイ

少なくとも三か月の乳児が、自己の身体運動を視覚的に認識していることを示す実験が行われている。乳児が足を自発的に動かしているときに、二台のビデオカメラでそれぞれ乳児の視線の方向と観察者からの視線の方向から撮影した足の動きの映像を、リアルタイムで大きなディスプレイに左右に並べて提示する。このとき、乳児は普段見なれない観察者からの視線の映像を長く見ることが報告されている（Rochat, 1998）。

また、三か月児が、他人の運動パターンの認識を行っていることを示唆する実験も報告されている。図4－13に示したように、真っ暗な背景で全身の関節に光る反射マーカーをつけてヒトが歩いている映像を見ると、歩いているパターンを非常に強いイメージとしてもつことができる。これはバイオロジカルモーションディスプレイと呼ばれている。この手法を用いて、ヒトが歩いているパターンと、それを上下逆にしたパターンとを三か月児が区別できると報告されている（Bertenthal et al., 1984）。

自己の身体運動と他者の身体運動を共通な形式としての運動として認識するということが、運動イメージの一つの条件であると一般には考えられる。しかし、新生児は、舌だしなど他者を模倣するような運動をしばしば行うことが報告されている（Meltzoff & Moore, 1977）。さらに、新生児模倣にもU字型の変化が生じる。新生児のこうした行動においては、自己と他者の運動は引き込みのような機構によって初めから共通の形式を与えられているのかもしれない。このことは、自己と他者の関係は発達過程で構成的に作り上げられるのではなく、初めから協調していた自己と他者とを分化させることを反映しているのかもしれない。

V章

脳と身体のデザイン原理

脳・身体・環境という空間的広がり、個体発生・発達という時間的広がりのなかで、ダイナミクスの立場からヒトの動作原理と設計原理に切り込めるか。

非線形力学系理論対計算理論を超えて

本書の主要なテーマは、基本的な運動や知覚の動作原理を、力学系をデザインするという立場から理解することであった。I章で、このような立場に至った背景を述べた。II章では、生物学的に妥当と考えられる脳神経系、物理的に妥当と考えられる身体、生態学的に妥当と考えられる外部環境をすべて非線形力学系としてモデル化すれば、歩行のような機能をもったシステムを構成できることを示した。そこでは、ヘテロな要素の相互作用を通じて、グローバルエントレインメントのような動作原理に従って、秩序が自己組織的に生成されることを主張した。

しかし、歩行という機能を実現するためのシステムをデザインしようとする場合、まったく別のやり方もある。工学的な計算論は、目的を与えた場合にそれを実現するシステムをゼロから作り出すための方法である。運動制御を行う場合、最終的なシステムの出力は運動軌跡である。しかし、通常、自由度は過剰にあるために、不良設定問題が生じる。すなわち、解が一意に決まらないという問題である。これを解決するためには拘束条件を導入する。たとえば、運動のエネルギーを最小にするとか、運動の軌跡をできるだけ滑らかにするなど種々の条件を課していって、解を決定するのである。そして、これらを自動的に実行するための演算を行う部分は内部モデルと呼ばれる。こうした枠組みには、任意の運動を計画し実行できるという一般性がある。さらに、どの拘束条件がもっともヒトや動物の運動を説明するかを調べることができる。内部モデルに相当する部分が脳神経系にあるかどうかを具体的に研究することもできる（川人光男、一九九六）。こうした立場は、計算理論の立場と呼ぶことができる。

しかし、計算論的立場には、いくつかの問題点がある。制御の目的はシステムの外部から与えられるという点である。たとえば、どのような運動をするかという目的の設定は、制御されるシステムのダイナミクスとは独立に設定される。つまり、制御されるシステム自体がリミットサイクルやカオスなどの自発的なダイナミクスをもっている場合に、それらが目的の設定などに反映されない。この問題の本質は、制御する側と制御される側とのあいだに入出力関係による完全な分離を仮定していることにある。力学系理論の立場からは、制御する側と制御される側との明示的な分離を認めない。脳も身体も環境も力学系という意味では対等で、しかもそれぞれが豊かなダイナミクスをもつことが本質的であると考えるからである。そのことは、発達の結果として計算理論で示されている制御系と被制御系との分離のような動作原理が脳神経系にあるという可能性を否定するものではない。

しかし、初めからそうした分離を仮定してしまうところに、計算理論の立場の限界がある。運動の生成というもっとも大事な点を理解することができないのだ。

ただ、力学系理論の立場にも、似たような問題がある。力学系自体の拘束条件がどのように作られるのかという問題である。この場合、多様な時間スケールをもつ系が相互作用する過程で、時間スケールの分離を生じて、系の一部が直接運動を生成する系の拘束条件となるというのが、考えやすいシナリオではある。(ここで、力学系の拘束条件と不良設定問題の拘束条件とは区別されるべきであることを注意したい。)そして、乳児の発達過程の研究は、この問題に関するいくつかの手がかりを与えてくれるのである。

脳のデザイン

Ⅲ章では、運動や知覚の動作原理を力学系の立場からとらえると、いずれの場合も筋、関節、ニューロン、神経振動子、セントラルパターンジェネレーター(CPG)、モジュールなどの要素から構成される多自由度系での秩序形成の問題になることを指摘した。そして、そのような系で運動の自由度の凍結と解放、神経活動あるいは脳のモジュールどうしの同期と非同期をいかにうまく制御するかが本質的であることを主張した。このような系自体をデザインしようとした場合には、図5－1のようないくつかの方法が考えられる。

図5－1Aのように、内部自由度をもたない多くの要素を用意し、要素間の相互作用を変化させることで、機能的なネットワークを構成するという方法が考えられる。その典型的な例として、要素を形式ニューロンとし、それらのあいだのシナプス荷重に対応する結合を変化させるというニューラルネットワークの研究が挙げられる。甘利俊一（一九七八）、コホーネン（T. Kohonen）、グロスバーグ（S. Grossberg）らの先駆的な研究以来、ニューラルネットによるパターンの分離、連想記憶、誤差逆伝播法による逆ダイナミクスの学習など、さまざまな側面の研究が進んでいる。しかし、これらの多くは、非線形力学系として

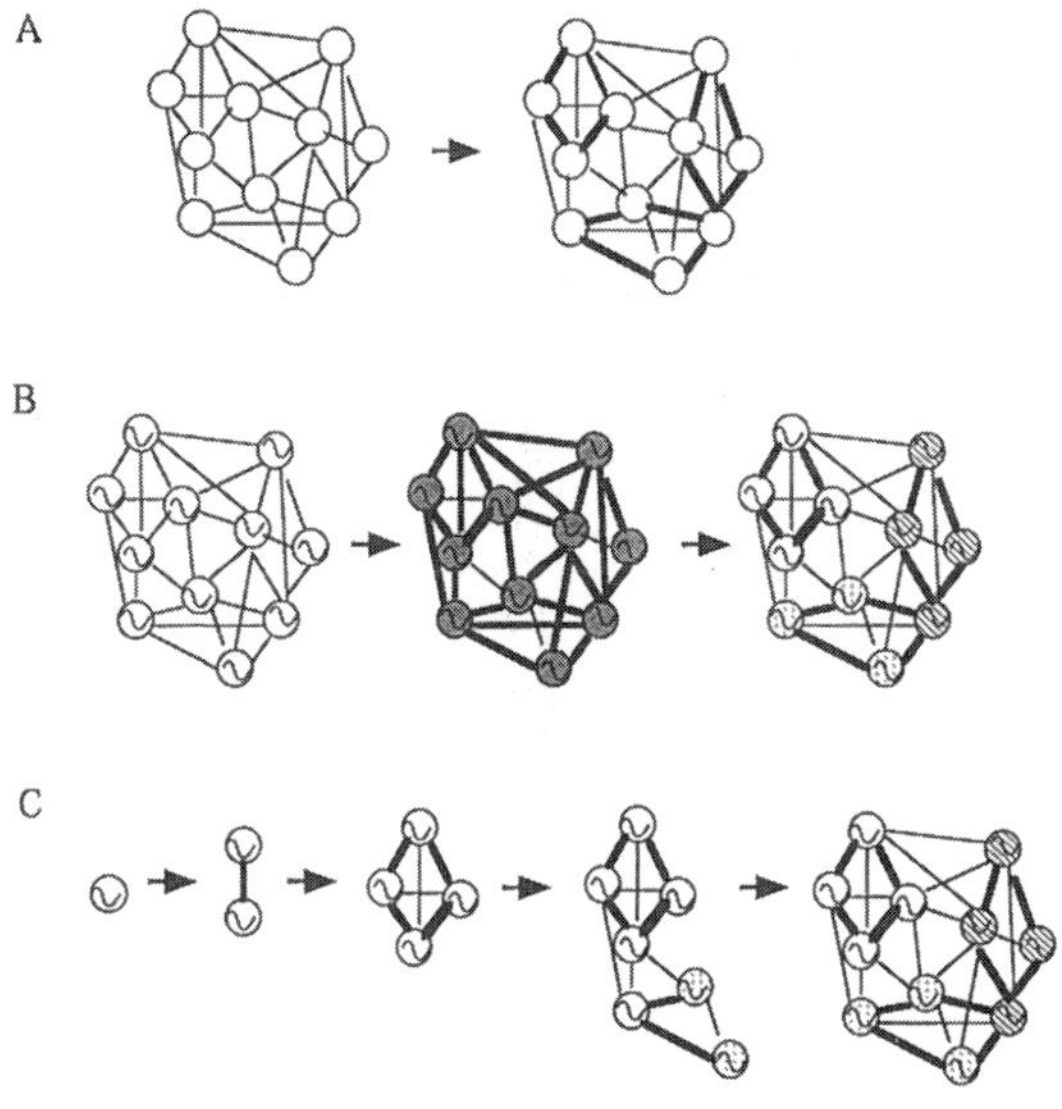

図5-1　脳のデザイン

の性質には乏しいものであった。ただ、リカレントネットワークのように、再帰的な結合をもったニューラルネットワークの研究が進み、ネットワークレベルでカオスのようなダイナミクスを構成することも可能であることが示されている。谷淳（Tani, 1998）は、ロボットのナビゲーションの学習のモデルで、知覚と運動のループに動的な引き込み状態が成立したり壊れたりすることを示している。こうした性質から、自由度の選択や意識の問題にも迫れるかどうか興味深いところである。

図5－1Bに示したように、要素に非線形振動子やカオス振動子のような一定の内部自由度を与え、それらのネットワークを構成しようという方法も考えられる。これは広い意味では第一の方法を包含する。本書で示した歩行モデルは、この範疇に入る。ただ、要素自体の複雑さゆえに、系全体が歩行のような何らかの機能を実現することを示す研究は、私の知る限りまだほとんどないと思われる。その点、清水博や山口陽子らによる非線形振動子を用いた脳の視覚パターン認識のモデルは、先駆的な研究であった（一九八六）。津田一郎の神経回路網モデルに見られたカオス的遍歴現象も、脳での動的連想記憶などの関連において興味深い（一九九〇）。こうしたアプローチでの必要条件は、要素の内部自由度が安定性と不安定性をもつことである。これによって、システムの機能的な振る舞いの

ロバストネス（robustness）と柔軟さが生じるのである。もちろん、安定性と不安定性は、ネットワークレベルでも必要である。脳のモジュール的な振る舞いと非局在的な振る舞いという一見矛盾する性質をこうした時空ダイナミクスが内包できるのである。

図5－1Cのように、内部自由度をもった構成要素の数自体の変動を考慮するという方法も考えられる。たとえば、多細胞生物は発生過程での細胞の分裂と分化を通じて構成される。脳神経系もその例外ではない。金子邦彦ら（一九九八）は、代謝過程に相当する内部自由度をもった細胞一個から、細胞を分裂して数を増やしていくと、細胞どうしの相互作用に依存して内部自由度のダイナミクスが「分化」するモデルを提案した。このとき、分化した要素どうしの相互作用によりシステム全体としてのロバストネスも保証されている。この例は、第二のアプローチのように、初めから多数の構成要素を用意してシステムをデザインすることの困難さを、一個の要素から数を増やしてシステムを構成することで回避できるかもしれないことを示唆している。Ⅲ章では、運動パターンの発達過程や、脳血液の酸素化ダイナミクスの発達過程では、同期した周期状態から次第に多様なパターンへの分化が見られることを示した。この自由度の分化は、変動する自由度をもつ力学系という新しい観点からとらえられるべきものかもしれない。

生得主義対構成主義を超えて

Ⅳ章では、ヒトの運動や知覚のもっとも基本的な機能が獲得される生後数か月の初期発達過程について述べた。そして、新生児の行動が常識的に考えられている以上に統合されたものであること、そうした行動はしばしば生後二か月ごろ大きく変化したり消失したりすること、生後三か月ごろから成熟した行動パターンの一部が現れることを示した。私は発達過程におけるこのようなU字型の変化が、基本的な運動や知覚を生成するシステムの重要な設計原理の一つではないかと考える。なぜなら、発達現象でもっとも本質的なことは、生得的に与えられたものと、生後の環境との関わりのなかで構成的に獲得するものとの相互作用のダイナミクスであり、U字型の変化はそれをよく表しているからである。

ヒトは、生物進化という歴史をもったシステムである。受精卵からの見事な発生過程を経て生まれた新生児の身体や脳神経系は、人類がこれまでに設計したあらゆる人工物より複雑なシステムである。つまり、豊かな生得性をもっている。ところが三〇年ぐらい前まで、新生児は、「タブララサ」つまり白紙状態と形容されることが多かった。そして、生後の環境からの入力が脳神経系を構造化し、学習を通じて行動が発達するという側面が強調された。しかし、今や、発達心理学の分野では、赤ちゃん観がほとんど一八〇度変化していると言える。つまり、「有能な」赤ちゃん観への変化である。馴化脱馴化法などの実験手法によって、研究を進めれば進めるほど、運動、知覚、認知、言語などに関して乳児ができることのカタログが増えつつある。そして、少なくともピアジェが考えていたよりも、新生児や乳児がさまざまな能力をもっていることが証明され、生得性を強調する研究者の声が大きくなっているのが現状である。しかし、そうした有能さがどのような機構で生じるのかについては、ほとんどわかっていない。また、「有能な」行動がそのまま洗練されて成熟した行動になるのか、発達過程で質的な変化をとげるのかは、まだはっきりしていない。そうすると、新生児の行動がいかに有能であっても、環境との相互作用を通じた学習のような過程が大事だという構成主義も捨て去ることができない。

U字型の発達は、こうした生得主義と構成主義の対立を解消する手がかりを与えると考えられる。U字型の変化は、Ⅲ章で述べた運動の自由度問題や視覚のバインディング問題のように、システムがパターンジェネレーターやモジュールのような専門化した機能単位をもちながら、それらを統合して全体としての秩序だった振る舞いを作ることを要求されるような状況であらわになると考えられる。

新生児が示す行動から予想されるのは、新生児はばらばらな構成要素の寄せ集めではなく、組織化され統合された状態にあることだ。したがって、ジェネラルムーブメントでは、全身の自由度を使った運動を行い、視覚系においては、形と色の統合された知覚が可能である。その他、知覚と運動には初めから協調性が見られ、異種感覚にも統合が成り立っているらしい。

ところが、二か月ごろ、行動が単純になったり、構成要素間の協調性の消失が生じたりする。これは、構成要素を選択的に機能させることが可能になるのにともなって現れると考えられる。これに深く関わっているのが大脳皮質の発達である。小児神経学では、この時期に大脳皮質の抑制が始まり原始反射が消失するという説明がなされてきた。これはある一面をとらえているだけであり、構成要素の選択的活性化が可能になったというのがむしろ真実ではないだろうか。

そして、三か月ごろから、成熟したパターンの行動が現れる。それらは、新生児期の構成要素が統合された状態に似ているため、U字型の変化に見える。しかし、新生児期の比較的固定した要素どうしの関係に比べて、三か月以降に現れる行動では、多様な関係性を自由に制御できるような機構が加わっていると考えられる。

大脳皮質の発達で重要なことは、生得的に与えられた皮質下の神経回路網や身体が環境と相互作用しながら作り出すダイナミクスによって活性化されるのと同時に、それらのダイナミクスをより多様化するような作用を及ぼすという循環的な仕組みであろう。このようにして、生得的なダイナミクスを最大限利用しながら、それを乗り越えてより複雑なシステムへと発展するのではなかろうか。

脳・身体の複雑さと環境の複雑さ

脳や身体はこれまで述べてきたように多自由度系であり、非常に高い複雑さを内包している。一方、環境は個体に比べれば無限に広がっているので、個体以上の複雑さをもっているといってよいであろう。それならば、発達過程において、個体が環境と相互作用することで、個体の複雑さが増していくのだろうか。U字型の変化を生じるときには、環境との相互作用がどれぐらい本質的な働きをしているのだろうか。

古典的によく知られた実験では、ネコを縦縞だけの環境で飼うと縦縞しか見えなくなり、横縞だけの環境で飼うと横縞しか見えなくなってしまうという。この実験は白紙状態の脳に、生後の経験によって縞が刻まれていくような機構を連想させるので、経験論を支持する例としてしばしば言及されてきた。大脳皮質視覚野には、左右の眼からの入力がコラム状に並んだ構造、すなわち、眼優位性コラムがあることが知られている。ヒューベル (D.H. Hubel) とウイーゼル (T.N. Wiesel) による実験は、発達過程でサルやネコの片目をふさいでしまうと、眼優位性コラムができなくなってしまうことを示した。このことは、発達過程で環境からの入力が脳の回路の構造形成に必要だということを示唆している。

しかし、最近の研究では、イタチの胎児の視覚野には、すでに眼優位性コラムに相当する構造があることが報告されている (Crowley & Katz, 2000)。このことは、環境からの入力は正常な脳の構造形成には不可欠だが、そのもとになる構造は、ある程度生まれる前に形成されているということを示唆している。

ヒトの先天性白内障に関しても、興味深い報告がある。生まれつき眼球のレンズが濁っていて視覚刺激が眼に入らない場合、そのままだと失明してしまう。しかし、乳児期の早い時期に濁ったレンズを取り除く手術をすると、視力がよくなる。生後一週間から九か月の時点で手術を受けた乳児の視力を測定すると、手術直後は新生児の視力と変わらないが、手術後わずか一時間後の測定で、明らかな視力の上昇が認められた (Maurer et al., 1999)。このことは、脳は環境からの入力が入るやいなや機能し始めることを示唆している。

これらが意味するのは、白紙状態の脳に環境が刻印されるのではなく、脳はあらかじめ環境からの入力を受け入れるのに十分な機構を備えているということだ。つまり、脳は環境の複雑さに対応できる複雑さをもっているのである。

このことからさらに推測すると、脳や身体と環境とは生得的にむしろ強結合状態にあるのではなかろうか。たとえば、顔のような視覚刺激があれば眼はそれを追ってしまい、物があればそちらに手を伸ばしてしまい、音がすればそちらに頭を向けてしまう。しかし、U字型の変化によって、脳や身体と環境との結合はより柔軟になると考えられる。つまり、顔のような視覚刺激があってもそれを見ない、物があってもそちらに手を伸ばさない、音がしてもそちらを向かないという自由が増えるのではないか。もちろん、個体にとってまったく未知の環境との出会いは多々あるだろう。しかし、そんな場合でも行動を完全に停止してしまうのではなく、何らかの解決を生み出す能力は、個体内部のダイナミクスの複雑さがあって初めて可能になるにちがいない。

自己組織を超えて

発達においてもっとも深遠な問題は、自己というものをいかに獲得するかである。本書では、自己組織という言葉を、非線形力学系における自律的な時空間パターンの生成と同義で使ってきた。しかし、本来の自己の意味には、自意識をもった主体としての存在が含意されている。したがって、そういった意味での自己の組織化が発達過程でどのようにして起きるのかということが本質的な問題である。私は、行動のU字型の変化が、自己の獲得に関連しているかもしれないと考えている。

U字型の行動の変化が見られる場合に、変化の前後での行動は明らかに異なる。特に、大人の観察者から見たU字型変化の後の乳児の行動は、主体的な意図に基づいて行われるように感じられる。一方、自発運動や視覚のように生後二～三か月ごろにU字型の変化があらわれる場合、大脳皮質の成熟とも深い関係があるはずだ。新生児期に見られる統合された行動に比べて、三～四か月以降に見られる行動には、より大脳皮質の関与が強いと考えられる。

生得的な皮質下の機構によって秩序だった行動が生成されると仮定したとき、おそらく大脳皮質は、それらの行動をモニターしながら、それらのイメージを内部に構成したり、またそのイメージに基づいて、今度は行動を調整したりするというような機構があるのではないかと考えられる。つまり、運動や知覚に二重のループを介して、自分の状態自体を知覚したり制御したりする自己言及ループが構成されているのではないだろうか。

カミロフ-スミス（Karmiloff-Smith, 1992）は、年長児の行動の発達過程で、U字型の変化が見られることに着目した。そして、図5－2のように、その変化が表象の書き換えにともなって生じるというモデルを提案した。その例として取り上げられているのは、積み木のバランス課題である。積み木を細い金属の上でつり合わせるように求められると、四歳児はこれをうまくやることができる。そこで、今度は、積み木の片側に鉛を埋め込んで重くしたもので同じことをやらせると、四歳児は落ちないようにつり合い位置を少しずつ調節して課題を成功させることができる。ところが、六歳児はつねに、ブロックの中心で支えようとするので、これができなくなる。そして、八歳児になると、こうした失敗をしなくなる。カミロフ-スミスはこの現象を次のように説明した。四歳児の行動は、ブロックのような外部要因に駆動されたもので、明示的な表象によるものではなく、手続き的かつ暗黙的であ

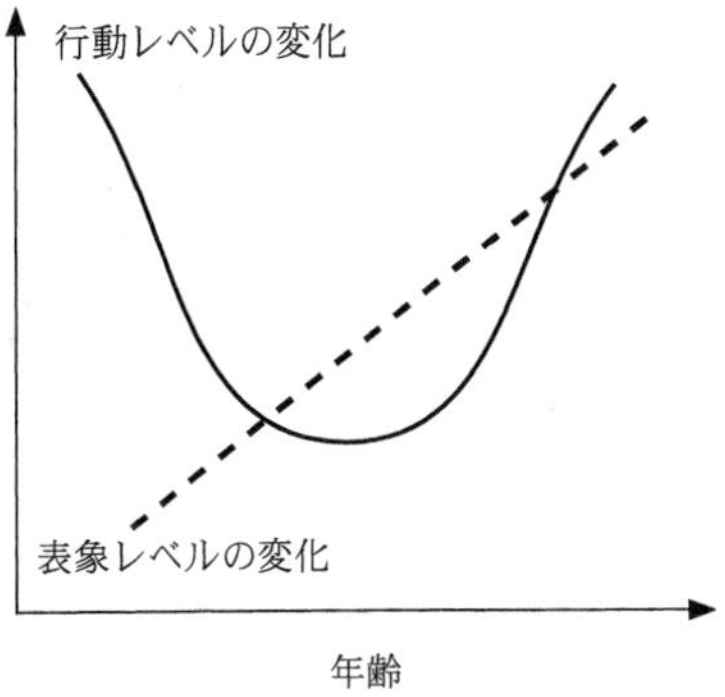

図5－2　行動のU字型変化と内部表象
(Karmiloff-Smith 1992 より)

る。六歳児は、外部に関する明示的な表象を作って、ブロックの中心を釣り合い位置に置けばよいという内部表象に従って行動する結果、この課題に失敗してしまう。つまり、行動が外部のデータを無視し、内部の表象に基づいて引き起こされる。八歳児では、ふたたびこの課題を達成することができるようになる。このとき、重いほうに回転するという表象を獲得することで、一見四歳児と同じようなパフォーマンスを示すようになる。こうした表象は、六歳児のときの表象と異なり、意識的な接近や言語報告などが可能になる。カミロフ-スミスは、このような表象の書き換えにともなって生じるU字型の変化が、特定の年齢で生じるのではなく、物理的な世界の認識、数の認識、言語のようなそれぞれ異なる領域に応じて固有の時期に生じるというモデルを提案している。

本書で述べた初期発達におけるU字型の変化の機構は、自己言及的な表象の形成に関与しているかもしれないという点で、カミロフ-スミスのモデルに近い。ただし、初期発達での行動は、意識的に接近が可能な表象に基づく可能性はあっても、言語の表象に基づくものではおそらくないであろう。また、カミロフ-スミスのモデルでは、手続き的な行動が可能である状態が前提になっているが、初期発達では、手続き的な行動の獲得に至る過程でU字型の変化が生じると考えられる。また、私が強調してきたように、初期発達での

U字型の変化は自由度問題やバインディング問題のように、並列な構成要素の統合を必要とする状況で起きると考えられる。

しかし、初期発達でのU字型の変化が意味しているもっと深い意味は、自己否定ということかもしれない。つまり、システムが発達において質的なレベルのジャンプを行うときには、一度過去の状態を何らかの形で否定することが必要なのではないだろうか。それには、システムに内在する非線形力学の不安定性を積極的に使えばよい。そして、自己を否定するという行為によって初めて、自己の主体性があらわになるのではないだろうか。U字型変化は、自己の二義性の問題とも深く関わっているかもしれないのである。

今後の問題

最後に、発達するシステムの設計原理を明らかにする上で、本質的な問題でありながら、本書では議論すべき材料を十分に与えられなかったことについて少々述べたい。

その一つは、運動感覚の発達と認知や言語の発達との関係である。ピアジェは、初期の乳児はもっぱら感覚運動的な行動レベルにあり、表象に基づいた推論や言語活動などは、感覚運動のレベルから段階的な変化を経た上ではじめて獲得されると考えた。これに対してチョムスキー派は、言語は感覚運動の発達とは独立に発達が可能であると主張している。また、スペルキーは物理的な世界を知覚するための先験的な知識のようなものが生得的に与えられており、そうした知覚の発達は必ずしも感覚運動による物理的な世界との相互作用を必要としないことを主張している（Spelke, 1990）。また、バウアーは、初期の乳児がある種の仮説を検証するような行動を通じて論理的な推論を行っている可能性を示唆している（Bower, 1989）。

本書で述べたように、新生児に生得的に与えられたダイナミクスが、運動や知覚の生成に対する先験的な拘束条件として働く可能性は十分に考えられる。問題は推論に相当するものが生得的かどうかということである。このことは、力学系の枠組みが論理を包含するのかどうかという理論的記述の問題とも関わってくるため、複雑系の研究での重要な論点となる。新生児の脳や身体の力学系としての性質から論理が創発されるのか、それとも力学系と論理は初めから同時に相補的なものとして存在するのだろうか。

もう一つの重要な点は、個性という問題である。従来の科学的研究では、発達科学においても被験者間の平均をとって、被験者の違いによらない一般的な性質が真理とされてきた。しかし、われわれはそれぞれの人に個性があることを認めている。発達過程においても、個人差や個性があることは誰もが知っている。にもかかわらず、研究においてはそうした部分は平均操作によって無視されてきた。近年、テーレンら（Thelen & Smith, 1994）は、発達研究においてダイナミックシステムズアプローチを提唱し注目を集めているが、非線形力学系のさまざまな概念を無批判に発達研究に導入する風潮を生み出している。しかし、テーレンらの主張で本当に意義のあることだと私が感じるのは、発達過程での個性に着目するべきだという主張である。つまり、一人の発達過程を丹念に追跡するという立場である。確かに、力学系はこうした個々の発達の軌跡の多様性と個性によらない普遍的な機構とを、同時に表現できる可能性を秘めていると思われる。こうした側面も、ヒトというシステムの設計原理を明らかにするうえで大切なのではないかと思われる。

あとがき

本書は、「身体とシステム」というシリーズの一部として企画されたものである。私は本書を書くにあたって、これまで行ってきた研究の内容をできるだけ具体的に紹介しながら、将来に向けてより本質的な問題は何であるかという問いかけを読者と共有したいと考えた。当初はI章とII章の歩行の生成に関する内容について書く予定であったが、研究内容が赤ちゃんの発達過程の実験に徐々に移行したこともあって、過去の自分につねに物足りなさを感じてしまうというサイクルに陥ってしまった。それでも、冴えない頭で時間をかけて、自分が大切だと信じる問題を考えながらコツコツと研究しているうちに、発達過程におけるU字型現象の重要性に思い至り、本書を書き上げることができた。金子書房編集部の亀井千是氏は、まさにU字型現象の底の部分にいて筆が進まない私を、辛抱強く励まして下さった。佐々木正人氏（東京大学大学院情報学環・教育学研究科教授）と國吉康夫氏（東京大学大学院情報理工学系研究科助教授）には、本書を書く機会を与えていただいただけでなく、初稿を丹念に読んでいただき貴重なコメントをいただいた。ここに感謝したい。

私の研究者としての出発は、清水博先生（東京大学薬学部名誉教授、金沢工業大学場の研究所長）との出会いに始まる。大学二年生のときに偶然出席した講演会で、「生命は自ら情報を作る」という清水先生の言葉を聞いて、これこそ自分が人生を賭けてもよい問題だというインスピレーションを感じ、脳が自己組織的に情報を生成する原理を研究しようと決心した。優柔不断な私が、人生における行為の選択をあれほど瞬間的に行ったのは、いまだかつてない。学部から大学院時代を通じて、清水先生の厳しい指導を受けた私は、研究への献身、新しいことをやる勇気、徹底した自己表現の大切さを教わった。

清水先生は、かねがね西田幾多郎の哲学が新しい科学を作るための参考になると説いておられたが、最近になって私は西田の著作のなかの「生命と論理」のなかに次のような文章を見つけた。

「私は論理とは如何なるものなるかを、その既に出来上がった形式から考えないで、その生成から考えてみるべきではないかと思う。論理というものも、歴史的世界において生成したものであり、一種の形成作用というべきものであるということができる。」

「生命と環境との関係を右の如く考えるならば、真の生命というものは、自己自身の中に何処までも否定を含むものでなければならない。」

これらは、本書で述べた内容と深く関わる問題をずばり言い表わしたものである。これを読んだ私は、清水先生の慧眼に改めて感じ入るとともに、自分が向かっている研究の方向性が決して間違っていないという思いを強くしている。

清水研究室での大学院生時代には、山口陽子氏（理化学研究所脳科学総合研究センターチームリーダー）から非線形力学や脳のダイナミクスについて多くのことを学んだ。II章1節で述べた歩行のモデルは、私が修士論文としてまとめた研究であるが、山口さんの深夜にまで及ぶ指導なしには生まれなかったであろう。また、矢野雅文氏（東北大学電気通信研究所教授）には的確な鋭い批判を通じて鍛えていただいた。木村真一氏（通信総合研究所）、三宅美博氏（東京工業大学助教授）、村田勉氏（通信総合研究所関西研究センター）、川原茂敬氏（東京大学助教授）、長谷川浩氏（セイコーエプソン）らとの切磋琢磨は熱気に満ちていた。津田一郎氏（北海道大学教授）のコメントはつねに含蓄に満ちており、特にグローバルエントレインメントの重要性を自己認識するのに役立った。

そのころ出会った国内外の研究者からもいろいろな影響を受けた。川人光男氏（AT

R）の小脳の内部モデル理論は、自己組織の立場からは対立する難攻不落の城のような存在であるが、私が運動制御の問題に取り組むきっかけとなった。銅谷賢治氏（ATR）のニューラルネットワークの仕事からも刺激を受けた。八九年に清水先生が主催した国際シンポジウムで、歩行のセントラルパターンジェネレーターのパイオニアのシュテン・グリルナー（S. Grillner）カロリンスカ研究所教授、自己組織理論のパイオニアのヘルマン・ハーケン（H. Haken）シュツットガルト大学教授、運動の自己組織のスコット・ケルソー（J.A.S. Kelso）フロリダアトランティック大学教授らとのディスカッションは、非常に刺激的であった。II章2節のヒト型歩行モデルは、博士論文としてまとめた内容である。そのモデルを作る過程で、ヒトの歩行の実際の特性などについて、宮崎信次氏（東京医科歯科大学）や山崎信寿氏（慶應義塾大学教授）から多くを学んだ。トム・ワーデン（Tom Wadden）氏（スウェーデン王立工科大学）からは、歩行の効率的な計算機シミュレーションの手法を学んだ。九三年にパリで行われたバイオメカニクスの学会で、エスター・テーレン（E. Thelen）インディアナ大学教授に会い、歩行の発達のモデリングの可能性に関して議論を行ったのが、発達研究へ向かうきっかけの一つとなった。

学振研究員時代には、村瀬雅俊氏（京都大学基礎物理学研究所助教授）にお世話になった。哲学の道や大文字山で、細胞が分化することと生命体としての統一が両立するかという問題を時間を忘れて議論した。ボストン大学神経筋研究所では、ジム・コリンズ（Jim Collins）氏（ボストン大学教授）のアメリカ的なサイエンスのやり方を目の当たりにして、自分の研究スタイルを強く意識するようになった。

東京大学の駒場の基礎科学科に赴任してからは、金子邦彦教授の研究室でお世話になった。このころから私は発達過程に強い興味をもつようになっていた。理論物理学の研究室であるにもかかわらず、金子さんは私がやりたい研究にチャレンジできるようにつねに励まして下さった。Ⅲ章とⅣ章の内容のほとんどは、駒場で始めた研究をもとにしている。金子さんの近年の研究では複雑系理論細胞生物学に焦点が当てられているが、これは脳や行動の発達過程のシナリオを考えるのにも非常に示唆に富んでいる。金子さんと発達過程の理論モデルの構築を行うというのが、現在もまだ宿題として残っている。池上高志助教授には、力学系をどう超えたらよいのかという問題や認知と観測の問題などの議論を通じて多くのことを学んだ。駒場だけでなく複雑系の研究会を通じて知り合った個性的な研究者たちとの自由闊達な付き合いは、視野を広げるのに役立ったと思う。

私が、本格的に赤ちゃん研究へと向かうきっかけになったのは小西行郎氏（東京女子医科大学教授）との出合いである。歩行の発達過程のモデル構築をしているうちに、乳児の特徴的な自発運動であるジェネラルムーブメント（GM）へ興味をもった私は、日本で唯一GMの観察に取り組んでいた小西先生と九六年に初めて会った。そのとき、GMのような現象に真面目に興味をもっているのは日本では二人だけだろうということで意気投合した。それ以来、視覚実験や光トポなどへも研究領域を広げた共同研究を行っている。そして、私たちの活動は二〇〇一年には、日本赤ちゃん学会の立ち上げにまで発展することとなった。

下條信輔氏（カリフォルニア工科大学教授）との出合いも、赤ちゃん研究への大きな契機となった。駒場の心理にいらした下條さんは、私に向かって「それは実験してみないとわからないいんじゃない」と言われた。計算機シミュレーションという手法にこだわっていた当時の私にはその言葉が非常に引っ掛かっていたのだが、カルテクに移られるときに、実験のお誘いをいただいた。真っ青なカリフォルニアの空のもと、のべ六か月間のパサデナでの滞在は、Ⅳ章2節で述べた赤ちゃんの視覚実験の基礎になっただけでなく、私自身の頭の再構成をする機会になったと思う。

本格的に赤ちゃんの実験を始めてからは、金子研究室の大学院生であった池尻知弘君が視覚実験に、立花達史君が自発運動の実験によく貢献してくれた。

ジェネラルムーブメントの計測は小西先生をはじめ、高谷理恵子氏（福島大学助教授）、竹内恵子氏（福井大学助教授）、坪倉ひふみ氏（東京女子医科大学）らといっしょに行った。添田敦裕氏（都立母子保健院医長）にも新生児の計測でお世話になった。データの処理を福地亜希子さんに手伝ってもらった。まだ膨大な未解析のデータが残っているので、今後少しずつ進めていく予定である。三次元動作解析システムを用いた研究は、片井修氏（京都大学教授）をリーダーとする文部省未来開拓プロジェクトの一部に加えていただいたことで可能になった。ゼロからの出発で研究費がまったく取れなくて苦労していたときに、援助をいただいたことを心から感謝している。ジェネラルムーブメントの計測は板倉昭二氏（京都大学助教授）、竹下秀子氏（滋賀県立大学助教授）らとの出会いにより、今やチンパンジーの赤ちゃんにまで広がった。

駒場では、ジェネラルムーブメント、視覚認識に続いて、光トポグラフィーによる赤ちゃんの脳の計測の研究を始めた。その契機になったのは、小泉英明氏（日立中央研究所主管研究長・東京大学客員教授）との出会いである。小泉先生は、私の無謀な提案に耳を傾け、光トポグラフィー装置をたびたび貸して下さった。そして、穏やかに励ましをいただくたびに、研究意欲を鼓舞される。開発者の牧敦氏（日立基礎研究所）にも隣でいっしょにデータをとらせていただきながら、たくさんのことを学んだ。

本郷の教育学研究科に移ってから、山本義春教授と武藤芳照教授には、つねによい研究ができるよう叱咤激励をいただいており心から感謝している。現在、本郷の研究室で浅川佳代さんとの共同作業で光トポグラフィーに関する研究で興味深いデータを得つつある。この研究は、安西祐一郎氏（慶應義塾大学塾長）が総括する科学技術振興事業団のさきがけ21研究に採択されたことで本格的な進展が可能になった。ここに感謝したい。II章3節の歩行の視覚誘導のモデルは、Aymar du Rugy氏（フランス地中海大学）が本郷に来て短期間で仕上げた仕事である。

そして、決して忘れてはならないのは、これまでに私たちが行ってきた研究に協力をいただいた数えきれない赤ちゃんとご両親である。福井大学での実験では、大雪のなかを家族で来て下さったり、東京大学での実験では、夏の炎天下のなかで大事なお子さんを連れてきていただいたこともあった。すべての方に心から感謝したい。私たちの研究成果が、何らかの形で子どもの明るい未来に貢献できたら幸せである。

最後になるが、私のマイペースな研究生活は、しばしば家族に忍耐と犠牲を強いてきたと思う。これまで一生懸命私を支えてきてくれた妻伸子、小児発達学の生きた教師兼第一被験者となってくれた長男光太郎、そして、私という脳と身体を与えて下さった父建治と母幸子に心から感謝したい。

二〇〇一年十月　本郷にて

多賀厳太郎

津田, 1990, 前掲書.

Theiler, J., Eubank, S., Longtin, A., Galdrikian, B., & Farmer, J.D., 1992, Testing nonlinearity in time series; The method of surrogate data, *Physica D,* 58, 77-94.

Thelen & Smith, 1994, *op. cit.*

Treisman, 1999, *op. cit.*

de Vries, J.I.P., Visser, G.H.A., & Prechtl, H.F.R., 1984, Fetal motility in the first half of pregnancy, Prechtl, H.F.R.(Ed), Clinics in Developmental Medicine, 94, *Continuity of neural functions from prenatal to postnatal life,* Oxford: Blackwell, pp.185-212.

V章

甘利俊一　1978　『神経回路網の数理』　産業図書.

Bower, T.G.R., 1989, *The rational infant,* Freeman.［岩田純一ほか訳　1995　『賢い赤ちゃん』　ミネルヴァ書房.］

Crowley, J.C., Katz, L.C., 2000, Early development of ocular dominance columns, *Science,* 290, 1321-1324.

金子邦彦・池上高志　1998　『複雑系の進化的シナリオ』　朝倉書店.

Karmiloff-Smith, 1992, *op. cit.*

川人, 1996, 前掲書.

Maurer, D., Lewis, T.L., Brent, H.P., & Levin, A.V., 1999, Rapid improvement in the acuity of infants after visual input, *Science,* 286, 108-110.

Spelke, E.S., 1990, Principles of object perception, *Cognitive Science,* 14, 29-56.

Shimizu et al., 1986, *op. cit.*

Tani, J. 1998, An interpretation of the "self" from the dynamical systems perspectives; A constructivist approach, *J Consciousness Studies,* 5, 516-542.

Thelen & Smith, 1994, *op. cit.*

function, *Can J Psychol,* 43, 199-216.
Piaget, J. [滝沢武久訳　1972 『発生的認識論』 白水社.]
Prechtl, H.F.R., & Hopkins, B., 1986, Developmental transformations of spontaneous movements in early infancy, *Early Hum Dev,* 14, 233-238.
Prechtl, H.F.R., Einspieler, C., Cioni, G., Bos, A.F., Ferrari, F., & Sonthimer, D., 1997, An early marker for neurological deficits after perinatal brain lesions, *Lancet,* 349, 1361-1363.
Rochat, P., 1998, Self-perception and action in infancy, *Exp Brain Res,* 123, 102-109.
Rochat, P., & Hespos, S. J., 1997, Differential rooting response by neonates: Evidence for an early sense of self, *Early Dev Parent,* 6, 105-112.
Slater, A., & Johnson, S.P., 1998, Visual sensory and perceptual abilities of the newborn; Beyond the blooming, buzzing confusion, Simion, F., & Butterworth, G.(eds), *The development of sensory, motor and cognitive capacities in early infancy,* Psychology Press, pp.121-141.
Sugihara, G., & May, R.M., 1990, Nonlinear forecasting as a way of distinguishing chaos from measurement error in time series, *Nature,* 344, 734-741.
Taga, G., Takaya, R., & Konishi, Y., 1999, Analysis of general movements of infants towards understanding of developmental principle for motor control, *Proc IEEE SMC,* V678-683.
Taga, G., Ikejiri, T., Tachibana, T., Shimojo, S., Soeda, A., Takeuchi, K., & Konishi, Y., 2002, Visual feature binding in early infancy, *Perception*, 31, 273-286.
竹下秀子　1999 「赤ちゃんの姿勢と手のはたらきの進化」『科学』 69, 409-416.

Butterworth, G., & Hopkins, B., 1988, Hand-mouth coordination in the new-born baby, *Brit J Dev Psychol,* 6, 303-331.

Cohen, L.B., 1973, A two process model of infant visual attention, *Merrill-Palmer Quarterly,* 19, 157-180.

Fantz, R.L., 1964, The origin of form perception, *Scientific Am,* 204, 66-72.

Friedman-Hill et al., 1995, *op. cit.*

von Hofsten, C., 1984, Developmental changes in the organization of prereaching movements, *Dev Psychol,* 20, 378-388.

Horowitz, F.D., Paden, L., Bhana, K., & Self, P., 1972, An infant-control procedure for studying infant visual fixations, *Dev Psychol,* 7, 90.

Johnson, M.H., 1997, *Developmental cognitive neuroscience,* Blaclwell.

Johnson, M.H., Dziurawiec, S., Ellis, H., & Morton, J., 1991, Newborns' preferential tracking of face-like stimuli and its subsequent decline, *Cognition,* 40, 1-19.

Kantz, H., & Schreiber, T., 1997, *Nonlinear time series analysis,* Cambridge University Press.

Karmiloff-Smith, A., 1992, *Beyond modularity,* MIT Press. [小島康次ほか訳　1992『人間発達の認知科学』ミネルヴァ書房.]

小西行郎　1999「胎児・乳児の運動能力」正高信男（編）『赤ちゃんの認識世界』ミネルヴァ書房, pp.1-49.

前川喜平　1986『新生児の神経学的チェック法』南山堂.

van der Meer, A.L.H., et al., 1995, The functional significance of arm movements in neonates, *Science,* 267, 693-695.

Meltzoff, A.N., & Moore, M.K., 1977, Imitation of facial and manual gestures by human neonates, *Science,* 198, 75-78.

Muir, D.W., Clifton, R.K., & Clarkson, M.G., 1989, The development of a human auditory localization response; A u-shaped

111.
Ungerleider, L.G., Courtney, S.M., & Haxby, J.V., 1998, Neural system for human visual working memory, *Proc Natl Acad Sci USA,* 95, 883-890.
Vaadia, E., Haalman, I., Abeles, M., Bergman, H., Prut, Y., Slovin, H., & Aertsen, A., 1995, Dynamics of neuronal interactions in monkey cortex in relation to behavioural events, *Nature,* 373, 515-518.
Zeki, S., 1993, *A vision of the brain,* Oxford: Blackwell Scientific Publications. [河内十郎訳　1995 『脳のヴィジョン』 医学書院.]

Ⅳ章

Atkinson, J., 1992, Early visual development; Differential functioning of parvocellular and magnocellular pathways, *Eye,* 6, 129-135.
Berkinblit, M.B., Zharkova, I.S., Feldman, A.G., & Fukson, O. I., 1984, Biomechanical aspects of the wiping reflex cycle, *Biophysics,* 29, 530-536.
Bertenthal, B.I., Proffitt, D.R., & Cutting, J.E., 1984, Infant sensitivity to figural coherence in biomechanical motions, *J Exp Child Psychol,* 37, 213-230.
Bizzi, E., Mussa-Ivaldi, F.A., & Giszter, S., 1991, Computations underlying the execution of movement; A biological perspective, *Science,* 253, 287-291.
Bower, T.G.R., 1986, The repetitive processes in child development, *Scientific Am,* 235, 38-47.
Butterworth, G.E., 1989, On U shaped and other transitions in sensorimotor development, de Ribaupierre, A.(Ed), *Transition mechanisms in child development,* pp.283-296.

Newell, K.M., van Emmerik, R.E.A., 1989, The acquisition of coordination: Preliminary analysis of learning to write, *Hum Mov Sci,* 8, 17-32.

Rodriguez, E., George, N., Lachaux, J.-P., Martinerie, J., Renault, B., Varela, F.J., 1999, Perception's shadow; Long-distance synchronization of human brain activity, *Nature,* 397, 430-433.

清水博　1992 「ホロンコンピューター」『数理科学』 344, 46-53.

Shimizu et. al., 1986, *op. cit.*

Singer, W., 1993, Synchronization of cortical activity and its putative role in information processing and learning, *Ann Rev Physiol,* 55, 349-74.

多賀厳太郎　1996「生命システムのデザイン原理をさぐる」『数理科学』394, 5-13.

Taga, G., 1997, Freezing and freeing degrees of freedom in a model neuro-musculo-skeletal system for development of locomotion, *Proc XVIth Int Soc Biomechanics Congress,* p.47.

Taga, G., Konishi, Y., Maki, A., Tachibana, T., Fujiwara, M., & Koizumi, H., 2000, Spontaneous oscillation of oxy- and deoxy- hemoglobin changes with a phase difference throughout the occipital cortex of newborn infants observed using non-invasive optical topography, *Neuroscience Lett*, 282, 101-104.

Thelen & Smith, 1994, *op. cit.*

Thelen, E., Ulrich, B.D., & Niles, D., 1987, Bilateral coordination in human infants; Stepping on a split-belt treadmill, *J Exp Psychol Hum Percep Perform,* 13, 405-410.

Treisman, A., 1999, Feature binding, attention and object perception, Humphreys, G.W., Duncan, J., & Treisman, A.(Eds), *Attention space and action,* Oxford University Press, pp.91-

J Neurobiol, 23, 1486-1505.
Bernstein, N., 1966, *The co-ordination and regulation of movements,* Pergamon Press.
Changeux, J.P., 1983, *L'home neuronal.* [新谷昌宏訳　1989 『ニューロン人間』 みすず書房.]
Csibra, G., Davis, D., Spratling, M.W., & Johnson, M.H., 2000, Gamma oscillations and object processing in the infant brain, *Science,* 290, 1582-1585.
Edelman, G.M., 1989, *Neural Darwinism,* Oxford University Press.
工藤典雄, 尾崎繁　1991「歩行リズムの個体発生」『神経進歩』35(2), 222-229.
le Feuvre, Y., Fenelon, V.S., & Meyrand, P., 1999, Central inputs mask multiple adult neural networks within a single embryonic network, *Nature,* 402, 660-664.
Forssberg, H., 1985, Ontogeny of human locomotor control; I. Infant stepping, supported locomotion and transition to independent locomotion, *Exp Brain Res,* 57, 480-493.
Friedman-Hill, S.R., Robertson, L.C., & Treisman, A., 1995, Parietal contributions to visual feature binding; Evidence from a patient with bilateral lesions, *Science,* 269, 853-855.
Gesell, A., 1945, *The embryology of behavior,* New York: Harper. [新井清三郎訳　1978 『行動の胎生学』 日本小児医事出版社.]
葉山杉夫　1999 『ヒトの誕生』 PHP 新書.
von der Malsburg, C., & Schneider, W., 1986, A neural cocktail-party processor, *Biol Cybern,* 54, 29-40.
McGraw, M.B., 1940, Neuromuscular development of the human infant as exemplified in the achievement of erect locomotion, *J Pediat,* 17, 747-771.

for human locomotion; I. Emergence of basic gait, *Biol Cybern,* 73, 97-111.

Taga, G., 1995b, A model of the neuro-musculo-skeletal system for human locomotion; II.Real-time adaptability under various constraints, *Biol Cybern,* 73, 113-121.

多賀厳太郎　1996「異常歩行に関する神経筋骨格系の非線形動力学モデル」『医用電子と生体工学』34(4),427-437.

Taga, G., 1998, A model of the neuro-musculo-skeletal system for anticipatory adjustments of human locomotion during obstacle avoidance, *Biol Cybern,* 78, 9-17.

Taga, G., Yamaguchi, Y., & Shimizu, H., 1991, Self-organized control of bipedal locomotion by neural oscillators in unpredictable environment, *Biol Cybern,* 65, 147-159.

Vukobratovic, M., & Stokic, D., 1975, Dynamic control of unstable locomotion robots, *Math Biosci,* 24, 129-157.

Warren, W.H., Kay, B.A., Zosh, W.D., Duchon, A.P., & Sahuc, S., 2001, Optic flow is used to control human walking, *Nature Neuroscience,* 4, 213-216.

Williamson, M.M., 1998, Neural control of rhythmic arm movements, *Neural Networks,* 11, 1379-1394.

山崎信寿　1984「ヒトの体形と歩行運動」『バイオメカニズム７』東京大学出版会, pp. 287-294.

Yanagihara, D., Udo, M., Kondo, I., & Yoshida, T., 1993, A new learning paradigm; Adaptive changes in interlimb coordination during perturbed locomotion in decerebrate cats, *Neuroscience Res,* 18, 241-244.

III章

Bekoff, A., 1992, Neuroethological approaches to the study of motor development in chicks; Achievements and challenges,

Appl Physiol, 78, 349-358.
Hoyt, D.F., & Taylor, C.R., 1981, Gait and the energetics of locomotion in horses, *Nature,* 292, 239-240.
Kimura, H., Sakurama, K., & Akiyama, S., 1998, Dynamic walking and running of the quadruped using neural oscillators, *Proc IROS,* pp. 811-820.
Kobayashi, M., & Musha, T., 1982, 1/f fluctuation of heartbeat period, *IRRR Trans Biomed Eng,* 29, 456.
Lee, D.N., & Reddish, P.E., 1981, Plummeting gannets; A paradigm of ecological optics, *Nature,* 293, 293-294.
Matsuoka, K., 1980, A mechanical model of repetitive hopping movements, *Biomechanisms,* 5, 251-258.
Maturana, H.R., & Varela, F.J., 1987, *The tree of knowledge,* Shambhala Press.
McGeer, T., 1990, Passive dynamic walking, *Int J Robot Res,* 9-2, 62-82.
Raibert, M.H., 1986, *Legged robots that balance,* Cambridge: MIT Press.
de Rugy, A., Montagne, G., Buekers, M.J., & Laurent, M., 2000, The control of human locomotor pointing under restricted informational condition, *Neuroscience Letter,* 281, 87-90.
de Rugy, A., Taga, G., Montagne, G., Buekers, M.J., & Laurent, M., Modeling human locomotor pointing; From optics to the neural basis of locomotion (submitted)
多賀厳太郎　1994「歩きをデザインする－二足歩行の自己組織」『科学』64(1),19-26.
Taga, G., 1994, Emergence of bipedal locomotion through entrainment among the neuro-musculo-skeletal system and the environment, *Physica D* 75, 190-208.
Taga, G., 1995a, A model of the neuro-musculo-skeletal system

Wesley.
Thelen, E., & Smith, L.B., 1994, *A dynamic systems approaches to the development of cognition and action,* MIT Press.
津田一郎　1990　『カオス的脳観』　サイエンス社.
Turing, A.M., 1952, The chemical basis of morphogenesis, *Phil Trans Roy Soc,* B237, 5.
Wiener, N., 1961, *Cybernetics,* 2nd edition, MIT press. [池原止戈夫ほか訳　1962　『サイバネティクス』　岩波書店.]
Winfree, A.T., 1980, *The geometry of biological time,* Berlin, Heidelberg, New York: Springer.

II章

Akselrod, S., et al., 1981, Power spectrum analysis of heart rate fluctuation; A quantitative probe of beat-to-beat cardiovascular control, *Science,* 213, 220.
Arshavsky, Y.I., Gelfand, I.M., & Orlovsky, G.N., 1984, *Cerebellum and rhythmical movements,* Berlin, Heidelberg, New York, Tokyo: Springer-Verlag.
Calancie et al., 1994, *op. cit.*
Dietz, V., Colombo, G., & Jensen, L., 1994, Locomotor activity in spinal man, *Lancet,* 344, 1260-1263.
Dimitrijevic, M.R., Gerasimenko, Y., & Pinter, M.M., 1998, Evidence for a spinal central pattern generator in humans, *Ann NY Acad Sci,* 860, 360-376.
Drew, T., 1988, Motor cortical cell discharge during voluntary gait modification, *Brain Res,* 457, 181-187.
Gibson, J.J., 1979, *The ecological approach to visual perception.* [古崎敬ほか訳　1985　『生態学的視覚論』　サイエンス社.]
Hausdorff, J., et al., 1995, Is walking a random walk?; Evidence for long-range correlations in stride interval of human gait, *J*

の生理学』 白揚社.]
川人光男 1996 『脳の計算理論』 産業図書.
蔵本由紀ほか 1991 『パターン形成』 朝倉書店.
Marr, D., 1982, *Vision; A computational investigation into the human representation and processing of visual information,* New York: Freeman WH. [乾敏郎, 安藤広志訳 1987 『ビジョン－視覚の計算理論と脳内表現』 産業図書.]
松本元ほか 1990『神経細胞が行う情報処理とそのメカニズム』培風館.
Nicolis, G.I., & Prigogine, I., 1977, *Self-organization in non-equilibrium systems; From dissipative structures to order through fluctuations,* John Wiley. [小畠、相沢訳 1980 『散逸構造』 岩波書店.]
Penfield, W., & Rasmussen, T., 1955, *The cerebral cortex of man,* New York: Macmillan.
Ramachandran, V.S., & Blakeslee, S., 1998, *Phantoms in the brain.* [山下篤子訳 1999 『脳のなかの幽霊』 角川書店.]
シュレーディンガー 1944 『生命とは何か』 岩波新書.
Schöner, G., & Kelso, J.A.S., 1988, Dynamic pattern generation in behavioral and neural systems, *Science,* 239, 1513-1520.
Shik, M.L., Severin, F.V., & Orlovsky, G.N., 1966, Control of walking and running by means of electrical stimulation of the mid-brain, *Biophysics,* 11, 756-765.
清水博 1978 『生命を捉えなおす』 中公新書.
Shimizu, H., Yamaguchi, Y., Tsuda, I., & Yano, M., 1986, Pattern recognition based on holonic information dynamics: Towards synergetic computers, Haken, H.(Ed), *Complex systems; Operational approaches,* Springer-Verlag, pp. 225-240.
Strogatz, S.H., 1994, *Nonlinear dynamics and chaos,* Addison

参考文献

I章

Brooks, R.A., 1989, A robot that walks; Emergent behaviors from a carefully evoked network, *Neural Computation,* 1, 253-262.

Calancie, B., Needham-Shropshire, B., Jacobs, P., Willer, K., Zych, G., & Green, B.A., 1994, Involuntary stepping after chronic spinal cord injury; Evidence for a central rhythm generator for locomotion in man, *Brain,* 117, 1143-1159.

Glass, L., & Mackey, M.C., 1988, *From clocks to chaos,* Princeton University Press.

Grillner, S., 1985, Neurobiological bases of rhythmic motor acts in vertebrates, *Science,* 228, 143-149.

Grillner, S., & Wallen, P., 1982, On peripheral control mechanisms acting on the central pattern generators for swimming in the dogfish, *J Exp Biol,* 98, 1-22.

Haken, H., 1976, *Synergetics; An introduction,* Berlin, Heidelberg, New York, Tokyo: Springer-Verlag. [牧島, 小森訳　1980『協同現象の数理』 東海大学出版会.]

Hodgkin, A., L., & Huxley, A, F., 1952, A quantitative description of membrane current and its application to conduction and excitation in nerve, *J Physiol,* 117, 500-544.

Ito, M., 1984, *The cerebellum and neural control,* Raven Press.

Jeannerod, M., 1983, *Le cerveau machine-physiologie de la volonte,* Paris: Fayard. [浜田隆史訳　1988『大脳機械論－意志

●**著者紹介**

多賀　巌太郎（たが・げんたろう）

東京大学大学院教育学研究科教授。
1965年生まれ。神奈川県出身。東京大学大学院薬学系研究科博士課程修了，博士（薬学）取得。京都大学基礎物理学研究所学振特別研究員，ボストン大学神経筋研究所博士研究員，東京大学大学院総合文化研究科相関基礎科学系助手を経て現職。カリフォルニア工科大学ヒューマンフロンティアサイエンスプログラム短期フェロー，科学技術振興機構さきがけ21研究員，CREST 研究代表者などを併任。

【身体とシステム】
脳と身体の動的デザイン
運動・知覚の非線形力学と発達

2002年２月25日　初版第１刷発行　［検印省略］
2021年８月31日　初版第９刷発行

著　者　多　賀　巌太郎
発行者　金　子　紀　子
発行所　株式会社　金　子　書　房
〒112-0012 東京都文京区大塚３－３－７
電　話　03（3941）0111〔代〕
ＦＡＸ　03（3941）0163
振　替　00180-9-103376
https://www.kanekoshobo.co.jp

印　刷　藤原印刷株式会社
製　本　島田製本株式会社

ISBN 978-4-7608-9515-1 C3311